Anti-COVID-19 Nursing Notes

战疫护理札记：
这一路星星闪耀

梁廷波　王华芬　主编

U0211050

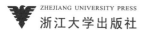

ZHEJIANG UNIVERSITY PRESS
浙江大学出版社

《战疫护理札记:这一路星星闪耀》

编委会

主　编:梁廷波　王华芬

副主编:邵乐文　许骁玮　郑小红　叶　娟

　　　　魏　巍　肖林鸿　余淑芬　朱月文

编　者:(按姓氏拼音排序)

陈　祥　方丽琴　傅佳丹　高春华

胡倩希　黄　莺　金佳敏　李超平

刘　烨　马青娜　孟海燕　潘向滢

沈红梅　帅琴燕　孙　佳　孙丽敏

滕耀华　王　群　王微娜　杨　莉

叶思铭　曾　颖　张瑞丽　章华芬

翟言焕　赵雪红　周静怡

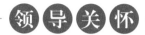
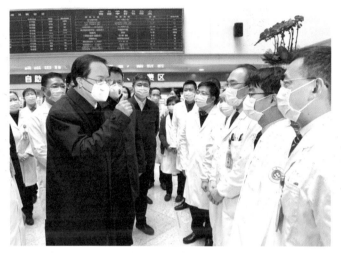

▲2020年1月25日,农历大年初一,浙江省委书记车俊一行来院视察和慰问,充分肯定我院行动快、准备足、举措有力,点赞院党委很好地发挥了领导核心作用、战斗堡垒作用、党员先锋模范作用

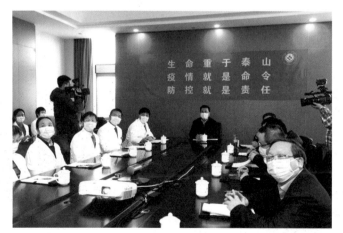

▲浙江省省长袁家军来院视察和慰问,高度肯定我院工作,强调"浙一要出经验,出成果,出规范"

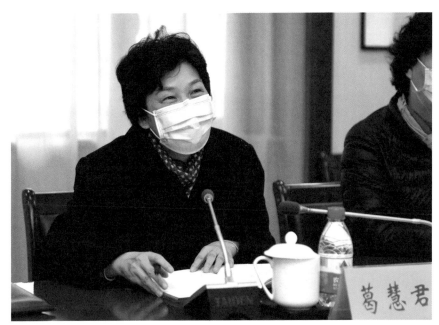

▲浙江省政协主席葛慧君来院调研和慰问,充分肯定我院疫情防控工作和救治成效

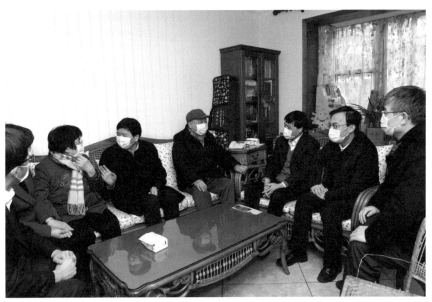

▲浙江省委常委、组织部部长黄建发一行慰问我院一线医护人员家属

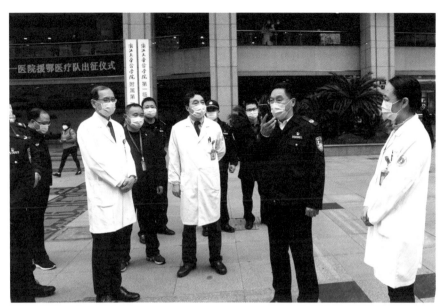

▲浙江省副省长、省公安厅厅长王双全来院慰问医务人员

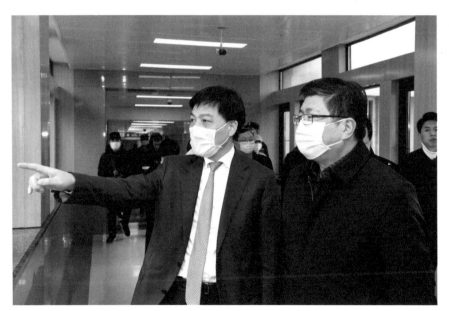

▲浙江省副省长成岳冲来院调研和慰问

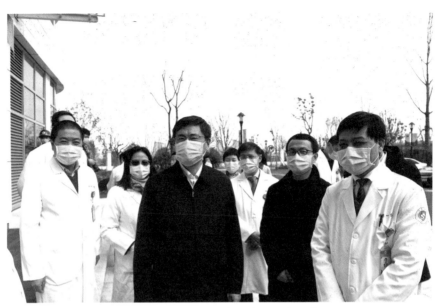

▲ 浙江大学党委书记任少波来院慰问抗"疫"一线医护人员

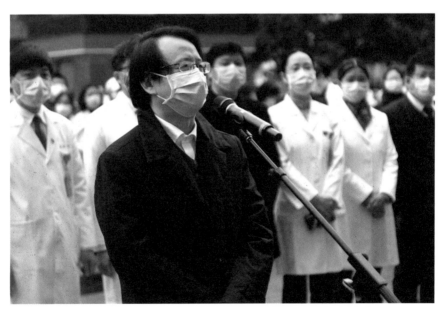

▲ 浙江大学校长吴朝晖为我院第四批援鄂医疗队送行

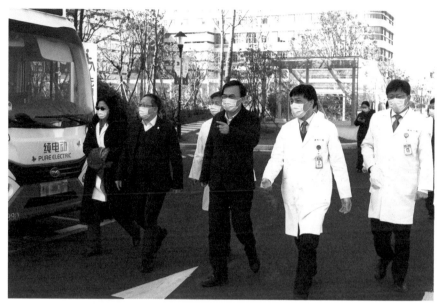

▲ 浙江省卫健委党委书记、主任张平一行来院指导疫情防控工作

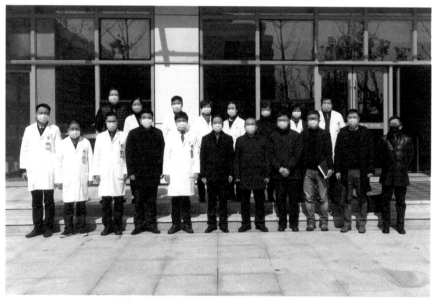

▲ 杭州市副市长陈卫强一行来之江院区调研疫情防控工作

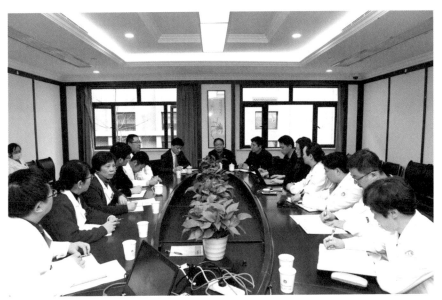

▲浙江省卫健委一级巡视员马伟杭、医政医管处处长俞新乐来院指导和协调抗击疫情工作

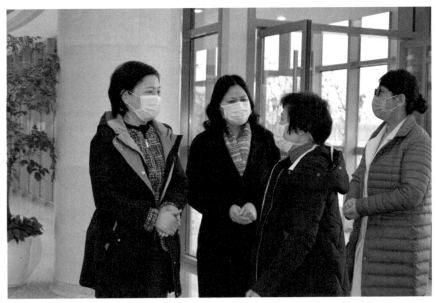

▲浙江省护理学会理事长胡斌春来院了解新冠肺炎患者的集中救治情况,并慰问一线护理人员

序(一)

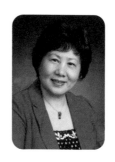

　　2020年是护理行业至关重要的一年,恰逢现代护理事业创始人、现代护理教育奠基人弗洛伦斯·南丁格尔女士诞辰200周年。

　　庚子年伊始,一场由新型冠状病毒导致的疫情席卷全国,严重威胁人民群众的生命健康。这次疫情可以说是自中华人民共和国成立以来传播速度最快、感染范围最广、防控难度最大的一次重大突发公共卫生事件。按照党中央、国务院的部署,全国445万护理人员迅速动员,无数英勇的护理人不畏艰难、冲锋在前、舍生忘死,彰显了中国护理人员的蓬勃力量。在抗"疫"第一线,护理人员人数占医疗队总人数的近70%,他们为促进患者康复、提高治愈率做出了积极贡献,他们用行动诠释了南丁格尔精神。

　　护理人员在这次突发公共卫生事件中展现了过硬的专业技能、良好的心理素质以及强烈的责任感和使命感,得到了国际社会的高度认可和一致好评。世界卫生组织总干事谭德塞(Tedros Adhanom Ghebreyesus)博士在考察中国抗击疫情工作后表示,中国护士在疫情面前的表现令人感动,各国应该更加关注和支持护士的工作。国际护士会(International Council of Nurses,ICN)和各国护士协会也纷纷给中华护理学会发来视频及信函,高度赞扬中国护士的勇气和担当,同时表达他们的支持与敬意。

　　浙江大学医学院附属第一医院的护理队伍承担着全省危重

症患者的集中救治护理任务。此外,浙江大学医学院附属第一医院还派出精兵强将驰援武汉、远赴意大利,为国内及国际抗"疫"合作提供技术支持和经验样板。

《战疫护理札记:这一路星星闪耀》一书记叙了浙江大学医学院附属第一医院护理团队在抗击新冠肺炎疫情中发生的一系列故事。希望通过分享这些故事,鼓励更多的人投身护理事业,激发护理人员以更饱满的热情为健康中国事业贡献自己的智慧,以信心凝聚力量、以实干谱写华章,不断开创护理工作的新局面,为增进人民健康福祉做出更大的贡献!

中华护理学会理事长

2020 年 4 月

序（二）

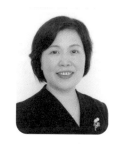

　　由新型冠状病毒引发的肺炎疫情牵动着全国人民的心。在这场没有硝烟的战争中，先后有1300余名优秀的浙江护理人奔赴一线，他们以迎难而上、敢于牺牲的非凡勇气，以忠于职守、无私奉献的敬业精神，共同筑起了一道阻击新型冠状病毒蔓延的屏障，为保障广大人民群众生命安全做出了积极的贡献！

　　浙江大学医学院附属第一医院（简称浙大一院）作为浙江省收治危重症新冠肺炎患者的定点医院，承担着全省危重症患者的集中救治任务；同时，该院又有一批批精兵强将奔赴荆楚大地及意大利开展抗"疫"工作。其中，护理人员承受了前所未有的压力，克服了难以想象的困难，留下了无数令人感动的故事及动人瞬间，充分展现出浙大一院护理人严谨求实、勇于开拓、慈善仁爱的职业品质，成为护理行业的楷模；他们积累的宝贵经验也得到了全国乃至国际护理同行的高度认可。

　　浙大一院护理部组织撰写的《战疫护理札记：这一路星星闪耀》融合了科学化描述与文学化叙事的风格，兼顾专业性与可读性，记录下了许多抗"疫"一线的故事，其字里行间浸透着智慧与爱心。智者可见智，仁者可见仁。

　　护理人员肩负着救治生命、减轻痛苦、增进健康的专业职责。这就要求他们不仅要有精湛的技术，还要具备良好的心理素质，给予患者战胜疾病的信心与力量。护理工作是医疗卫生事业的

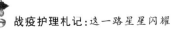

重要组成部分，在维护和促进人民健康方面发挥着无可替代的作用。希望本书在传播知识、传递温暖的同时，能够提升社会对护理工作的认识，增进大众对护士群体的理解与支持。

致敬所有抗"疫"护理人，他们是当之无愧的英雄！

中华护理学会副理事长

浙江省护理学会理事长

2020 年 4 月

前言（一）

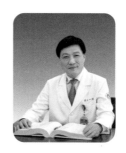

　　庚子冬春之际，一场突如其来的新冠肺炎疫情给全人类造成了巨大的冲击。

　　浙江大学医学院附属第一医院作为国家传染病医学中心、综合类别国家区域医疗中心，在这场战"疫"大考中，践行"守土有责、守土担责、守土尽责"使命，强化"四个集中"战略思维，敢于担当，能打硬仗，展示了甘于奉献、大爱无疆的精神境界和精益求精、勇于创新的专业水平，在医疗救治和疫情防控方面取得了令人瞩目的成绩，为维护地区和全球公共卫生安全贡献了"浙一力量"。

　　面对复杂、严峻的疫情态势，浙大一院一批批优秀护理人在医院党委的统一号召下，纷纷主动请缨，毅然决然奔赴抗"疫"最前线，近400名护理人员在浙江省内、湖北武汉乃至意大利的疫情防控战场上洒下了血汗，他们在奋战新冠肺炎疫情中所展现出来的严谨态度、精湛技术、诚挚爱心和智慧勇气，无不生动地诠释了浙一人的社会责任感和使命担当。作为医院的主要职能部门，护理部在完善各类制度规范的基础上，打破常规运行模式，实施结合临床实际的应急管理策略，采取预警启动、持续推进、科学防控等系列有力措施，及时有序、安全高效地开展患者批量集中救护工作。护理团队的杰出表现，为浙大一院创下疑似患者"零漏诊"、确诊患者"零死亡"、医护人员"零感染"的"三个零"奇迹做出了巨大贡献。

　　《战疫护理札记:这一路星星闪耀》记录了浙大一院护理团队在2020年春新冠肺炎疫情肆虐期间逆行抗"疫"的感人故事,由守护家园、奔赴荆楚、国际驰援、守望相助等各条战线的护理人员于百忙间隙,执笔记录汇编而成,笔触细腻,感人肺腑。

　　与诸君共飨!

浙大一院党委书记

2020年4月

前言(二)

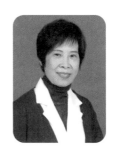

"说星星很亮的人,是因为你们没有看过这些护士的眼睛。"这是一位新冠肺炎患者在出院时发表的肺腑之言。

护理工作是医疗工作的重要组成部分,护理质量直接影响医疗水平的高低。本书以叙事医学的形式,以疫情期间在浙大一院、出征援鄂和支援意大利期间所发生的护理故事为引入口,将护理专业相关知识娓娓道来,内容涉及发热门诊、疑似病房、确诊病房、重症监护病房等,涵盖护理管理、危重症护理、院感防控、心理护理、护士心声等,展现了护理文化内涵、质量标准、专科特点、管理成效。

这不仅仅是一本护理人文书,更是一本饱含护理专业知识的故事书。我们希望借此书,全方位展现护理人员在疫情期间所承担的重要角色及专业形象,激励、表彰疫情期间做出重要贡献的团队及个人,帮助护士树立正确的职业价值观;为患者及家属提供最实用的健康知识,提升自我防护能力,预防疾病、促进健康;总结并分享抗"疫"的宝贵经验。相信通过阅读本书可以唤起您对护理事业更加清晰、更加深刻的认知。

浙大一院护理人员在这次救治任务中所展现出来的专业素质得到了患者的充分肯定以及国内同行、社会各界和国际友人的高度评价。感谢冲锋在疫情最前线的所有逆行者,感谢默默奋战在各个防控岗位和后勤保障岗位的工作人员,感谢全力支持抗

"疫"的护士家属们和社会各界爱心人士，也感谢积极配合和无限信任我们的患者。

云雾迷蒙中，你们就是光明闪烁的繁星，嵌在心灵的天空中，带来希望和勇气，让迷茫的人找到方向。我仅代表浙大一院护理部向你们致以崇高的敬意！

由于本书出版时间紧迫，如有疏漏之处，恳请读者朋友指正，并接受我们最诚挚的歉意！

浙大一院护理部主任

2020年4月

目 录

第一部分　　守护家园：春涌之江，繁星满天

第二部分　奔赴荆楚:星星点灯,照亮江城

第三部分　国际驰援:山河异域,星海无垠

第四部分　守望相助:用爱守护,星月相伴

第一部分

守护家园

春涌之江，繁星满天

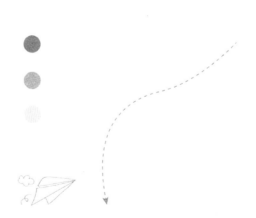

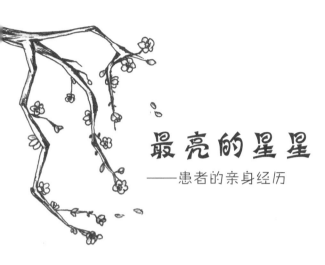

最亮的星星

——患者的亲身经历

小时候,夏夜,一家人常坐在家门口纳凉,幽蓝、清澈的天空中点缀着无数闪亮的星星。爷爷轻摇蒲扇,教我辨认北斗星、牛郎星、织女星,还给我讲它们的故事。蝉鸣蛙啼伴着习习微风,怡然又惬意。人生步入而立之年,虽然也欣赏了无数的美景,但那闪耀在夏夜里的星星始终是我心里最亮的景。直到我遇到这群勇敢而温暖的人后,才发现原来这世上还有比星星更闪亮的存在。

我今年31岁,事业步入正轨,有相爱的女友,生活充实且幸福。但2个月前那突如其来的新冠肺炎,让我轰然倒下,我的生活也被彻底打乱了。

礁石暗触,劫难之初

2020年1月16日,我从杭州出发坐火车到武汉出差,终点站是汉口站。当时的局势还不怎么紧张,戴口罩的人不多。当然,我自己也没有戴,一是因为当时对这个病毒还没有充分的认知;二是觉得自己年轻，身体也不错，心存侥幸地认为不会被传染。出站后，我还在江汉路吃了饭。1月19日，我回到了杭州。

次日，钟南山院士说病毒可人传人。看到这条新闻，我立马慌了，赶紧戴起口罩，测量体温，同时也做好自我隔离。在接下来的4天里，我的身体没有出现任何异常。但看着网上铺天盖地的疫情报道，我越来越恐慌。每天醒来的第一件事就是量体温，只有在看到体温正常的数字时，内心才会稍稍地放松一点。

1月23日上午10点，武汉封城，我更恐慌了。

劫数降临，偶然也是必然

我担心的事情最终还是发生了。除夕，1月24日中午12点左右，我的颈部出现了酸痛感，赶紧测量体温，37.4℃，顿时忐忑起来，坐立不安，2小时后，再次测量体温，37.6℃。此时，我已经出现畏寒、乏力症状。不敢掉以轻心，女友赶紧开车送我到浙大一院庆春院区就诊。在路上，我还心存侥幸，安慰自己或许只是普通感冒。

到了医院门口，我一眼就看到发热门诊的指示牌。**发热门诊独立设置于9号楼，与普通门诊完全分开。在预检分诊处，身穿防护服**的护士一边给我们测量体温，一边询问我2周内是否去过武汉。我回答是的。护士立刻安排我到**新冠肺炎疑似筛查诊间就诊**。在诊间，护士详细询问并记录我的信息（姓名、身份证号码、身体症状、活动轨迹等），并要求我们在等待期间不能离开诊间。医生对我进行初诊后，立即建议留取血液、痰液标本进行新冠病毒核酸检测。当时，我非常惊讶，在这么短时间内医院居然已经配备了新冠病毒核酸检测试剂，而且只需要4小时就能得到检测结果。

接着，我和女友被安排到9号楼3楼**疑似病房实施单间隔离**，等待检测结果。护士要求我们只能在病房内活动。等待的过程是非常煎熬的,我不停地拿起手机看时间。终于,在晚上8:30,检测结果出来了,幸运之神没有眷顾我——新冠病毒核酸检测阳性!当时,我脑子一片空白,恐惧、无助、失措……

疑似病房的护士立即护送我经**专门通道**到9号楼4楼**确诊病房**。一路上,她不停地安慰我说,不要紧张,既然确诊了,就安心治疗。

从发热门诊到疑似病房再到确诊病房,整个就诊过程衔接非常严谨、顺畅,医护人员采取的防护措施也十分到位。由此可见,浙大一院为防疫做好了充分的部署,我的内心也平静了些许。

此时,距离武汉封城不到2天。

烽火起,枕戈待旦

护士安排我进入确诊病房。整个病区安静、整洁,走廊里没有一个患者。在为我测量生命体征后,护士又给我吸氧。当天晚上,我的体温升至38.8℃,整个人很烫,感觉昏昏沉沉的。同时,我又很担心家人被传染,也没有想好该如何告知父母,唯一值得高兴的是女友第一次的新冠病毒核酸检测结果为阴性。护士为我送来退热药和抗病毒药,我的新冠肺炎抗击战正式打响。

服药后,饥肠辘辘的我开始发愁,从家里出来时,我们没带任何生活用品。这时,护士给我送来了食物和生活用品。这份特殊的年夜饭以及他们周到、细致的安排,让我在这个无助的大年三十倍感温暖。

因为紧张,我很晚才入睡。第二天早上,我还睡得迷迷糊糊,护士已经来给我抽血。我一看时间,才5:30,天刚蒙蒙亮,可是护目镜下的这双眼睛却是那么清澈、明亮。

早上7:00,医院开始配发营养早餐,搭配十分合我的口味。

吃完早餐后，我需要做一系列检查，包括B超、痰液检查、肺部CT等。在进行每项检查前，护士都会细心地提前告知。当需要外出检查时，医院会安排**专人护送**。在做CT检查时，稍等了一会儿，因为前面的患者完成检查后，医务人员需要对**整个CT室进行消毒**，消毒完成后才让我穿好鞋套进入CT室进行检查。

一大早，我还**接到省、区疾病预防控制中心，还有街道、派出所的电话**，他们都详细询问了我近期的活动轨迹等。幸好当时我对这个未知病毒心存敬畏，听了钟南山院士的话，回杭州后就做好自我隔离。因此，我的家人和朋友都没有被传染。女友在二次新冠病毒核酸检测结果为阴性后，按要求回家继续隔离2周。这场疫情来得太快，还有太多的未知，但**政府的重视程度和工作效率是无可置疑的**！

当天，体温降至37.5℃，除出汗外，其他都还好，我的心情也稍稍平复了些许。我在手机上搜查、了解新冠肺炎的相关信息和治疗方案，暗暗地给自己打气，一定要加油，争取第一个出院！

阵地转移，病毒攻势凶猛

1月26日早上，护士通知我今天要转到之江院区，说那边更适合隔离。后来我才了解到，**浙大一院不仅是收治新冠肺炎患者的定点医院，而且是浙江省新冠肺炎重症、危重症患者的集中救治点**，这意味着浙大一院是整个浙江省的最后防线。医院当时应该已经预测到形势会越来越严峻，可能需要更大的战场，所以当机立断，迅速腾空才启用两个月的之江院区的所有病房，又按照新冠肺炎患者的收治要求对病房进行了改建。事实证明，这是一个非常正确的决策，我再次感叹医院的执行速度。后来我又了解到，医院在年前就取消了全院职工的春节假期。

所有的岁月静好，不过是有人在负重前行。

医院安排了3辆负压救护车负责转运。这是我人生中第一次坐上救护车,还真有点风萧萧兮的感觉,还好身边有3位医护人员守护着我,他们坚定的眼神让我心安了不少。

之江院区环境优美、清静,设备都是崭新的。我被安排在3号楼7楼的确诊病房,房间很宽敞,眺望窗外,视野很开阔,心情也随之开朗了不少。

病房里的空气消毒机24小时工作,护工每天定时打扫、消毒。 每天有两拨医生来查房,分别是主治医生和中医医生,后来精神卫生科医生也参与查房。护士则每天频繁进出病房,精心护理。我还留意到,不论是医生、护士,还是护工,**在接触不同患者前后,第一件事就是进行手消毒**,从未落下。

晚上7:27,我的体温突然上升到39.0℃,心情差到极点,整个人的状态也十分糟糕。医生给我开了退热药。服药半小时后,护士给我测量了体温及血氧饱和度,并询问我要不要喝水,有没有其他不舒服,嘱咐我有任何事情及时呼叫她。其实根本就不用呼叫,高烧的那几个夜晚,护士几乎每个小时都会过来看我。我昏昏沉沉,睡睡醒醒,脑海里反复浮现小时候漫天繁星的夜空,爷爷在我身边轻摇蒲扇……我偶尔睁开双眼,看到那双护目镜后的眼睛,感觉与脑海里浮现的星星一样,闪闪发光。

第二天早上6:00,我的体温终于降下来了,心情也好了许多,虽然嘴里没有什么味道,但还是逼着自己把早餐吃了下去,因为专家说营养非常重要,所以我告诉自己吃下去的每一口饭都是"弹药补给",如果连"补给"都不要,那还怎么打赢这场仗。下午2:00,我的体温再次升高,这个时候,无论是身体上还是精神上,都像坐过山车一样。护士宽慰我说发热也不全是坏事,说明你的身体正与病毒正面交锋,战况激烈;如果不发热,那么一种情况是你打败了病毒,另一种情况就是你被病毒打败了。想想也挺有道理的,我也不停地告诉自己要扛住,只要扛住了,病毒啥的都不是个事儿。

晚上10:05,体温39.2℃,我开始接受静脉给药治疗,这是我人生中第一次打静脉留置针。护士先对我的手臂进行消毒,然后进针,再退针芯,最后固定。厚厚的防护服、带雾气的护目镜、双层手套居然都没有对他们造成干扰,一针见血,所有操作一气呵成。

苏俊威医生与我沟通后,准备加用激素、免疫球蛋白等药物。在每次用药时,护士都给我讲解药物的作用和不良反应。特别是每次发口服抗病毒药时,她都叮嘱我要及时服药,过后还会来检查我有没有把药吃掉,就像对待幼儿园的小朋友一样。

跌宕起伏,狭路相逢勇者胜

2月1日,我的体温开始慢慢下降。到2月5日,体温已恢复正常,但是咳嗽仍非常严重,只要一起身,就会不停地咳,好像要把肺咳出来似的。医生又给我开了止咳药。

在这十几天里,我瘦了5千克,居然将病号服穿出了风衣的感觉,加上长时间卧床,起床时我感觉双腿有些发软。听说2月5日这天第一批患者治愈出院,有点小遗憾自己没有成为其中的一员,但是知道这么多人出院了,我还是很受鼓舞。医生护士们也很开心,他们每个人见到我都说:"你看,他们都出院了,你也会好起来的,加油!"我自己也是信心满满,感觉胜利就在前方。

后来,我的症状慢慢缓解,肺部CT也显示正在好转,胃口也慢慢恢复,但核酸检测2次阴性后又转阳性。面对这种顽劣的病毒,我开始有些烦躁。护士安慰我说:"这很正常,战斗虽然胜利了,但还是会有一小部分病毒苟延残喘,不过它们已经掀不起什么大风大浪。你该吃吃、该睡睡,继续配合治疗,这小部分病毒很快就会被消灭。""对,绝不退缩!"另外,他们还告诉了我一个好消息,我接触过的所有人都安全度过了2周隔离期,我悬着的心也终于放下了。

在这段时间里,医务人员为我分别做了泪液、鼻腔分泌物、咽喉分泌物取样检验。同病房的2位病友连续3次核酸检测结果均为阴性,而我的核酸检测结果是阴→阴→阳→阴→阳→阴。每当检测结果为阳性时,医生、护士都会不停地鼓励我。可能因为起起落落的次数多了,我反而坦然了,觉得自己终会好起来的。在这期间,有位年长的重症病友转入重症监护室接受呼吸机治疗,我十分担心他挺不过去,后来的结果竟是他在我之前康复出院了。

平和的心态是最强的免疫力。心态一放平,感觉每天都能收到好消息。从2月18日到22日,接连5天的痰液标本新冠病毒核酸检测结果均为阴性,大便标本新冠病毒核酸检测结果连续3次为阴性。22日晚上,护士帮我拔除了静脉留置针,并恭喜我第二天就可以出院啦!我内心开始澎湃,晚上竟然失眠了。从1月24日入院到2月23日出院,整整一个月,我终于打赢了这场抗"疫"战!

扫榻而归,凯旋只在春风后

责任护士为我详细讲解了出院流程和出院后的注意事项。俞伶护士长为我们第六批出院患者建立了随访群。随访群里有视频版出院流程和宣教资料,护士长要求我们观看后给予反馈。护士嘱咐我最好一次性把所有要带走的东西都打包好。之后,我被安排到**专用的清洁房间洗澡**,洗完澡后换上已消毒的衣服,接着到**另一个清洁的房间休息**。我的**随身物品经消毒后也送回到我手中**。里里外外彻底清理了一遍,我感觉很安心。

每位患者在出院前都要进行注意力和记忆力测试,医生用平板电脑给我做了20分钟的测试题。

护士们为了患者的健康真的十分操心。他们把出院带药发给我后，交代用法、用量和注意事项，接着又把出院后的注意事项重复讲解一遍，还发了一张纸质版宣教单，叮嘱我有记不清楚的可以拿出来查看。每说完一条，他们就会停顿一下。只要我有一丝疑惑的表情，都会被捕捉到，他们就会停下来问我："我这样讲清楚了吗？"然后又把之前的内容再重复讲解一遍，没有一丝一毫的不耐烦。

下楼前，护士指导我们**戴好帽子、口罩，穿好隔离衣、鞋套**，确认我们穿戴好后再护送我们至病房电梯口。乘坐清洁的电梯至一楼，在大厅等待的医护人员指导我们**脱掉帽子、隔离衣、鞋套，再进行手消毒，但口罩继续戴着**，然后指引我们走向医院正大门。我不由得再次感慨，人生中这段艰难又特别的历程终于画上句号了。而这群与我素昧平生，却为我们的生命健康一直战斗的医务人员还要继续奋战。

车子驶出医院大门，恍如隔世。车窗外锦花秀草，春天来了！

出院后，我被安排在定点隔离区，进行为期两周的医学观察。第二天，我接到了医院打来的随访电话。出院的患者有一个专门的随访群，大家每天都要打卡汇报体温等情况，也可以咨询问题，每个问题都会得到回复，虽然有时已是深夜，但绝对不会遗漏任何一个问题。

出院后第一周、第二周、第四周，我都要到医院发热门诊复诊，医院安排救护车接送我。复查诊室与初诊患者的诊室是完全隔开的。在这里，我又见到了苏医生和俞护士长，感觉很亲切，又很心疼他们。除常规检查外，复查还要做体能测试和心理健康测试。

劫后余生，你们是最亮的星星

出院时，我说："那些说星星很亮的人，是因为你们没有看到过这些护士的眼睛！"

很多朋友问我为什么会说这样一句话。其实我当时并没有做什么准备，这句话就脱口而出了。回想起住院的这段时间，除病毒对身体的打击外，我的精神也处于崩溃的边缘，身边没有家人，所有的压力都需要自己去面对，可以说如果没有这些医生、护士，我是扛不过去的，每次沮丧、泄气时，都是他们的鼓励和支持让我重新振作起来。他们都穿着厚厚的防护服，只能看到他们的眼睛，**好像小时候夜空中的星星。透过护目镜传递出来的眼神，温暖而坚定，让我忘记了恐惧，燃起了希望。**

我的一位初中同学，是战斗在一线的华中科技大学同济医学院附属同济医院的一位护士。在看到这段视频后，她联系上了我，说她和同事们听到这句话都非常感动，有的人还流下了眼泪，她说这句话让他们觉得自己的一切付出都是值得的。于我而言，那其实是内心最真诚、最不想吝啬的"告白"。虽然一个鞠躬、一句话并不足以表达我对他们的感恩之心，但却可以让这些给我们第二次生命的医务人员感受到自己的付出是有价值的，给予他们继续前行的力量。

我希望我们每一个人都尊重医务人员，不仅仅是在现在这种危难时刻，而是要一直尊重他们。**不仅要尊重医生，还要尊重护士，因为小到关注情绪、注射输液，大到急救，无数的患者是靠着他们不眠不休的坚持才得以康复的。**单单一个养家糊口的理由不足以支撑他们无畏地坚守，而**支撑着他们负重前行的是尊重生命、勇于担当、甘于奉献的信念。他们，值得我们尊重！**

现在，每当回忆起这段焦虑、不安的日子，我仍然心有余悸，但更多的是庆幸，因为经历了这些，我更懂得了珍惜和感恩。谢谢这群眼睛比星星还亮的人，是他们给了我勇气和力量，帮我度过了人生中最艰难的那段历程。未来的日子，无论身处何方，他们永远都是我心里最温暖的存在！

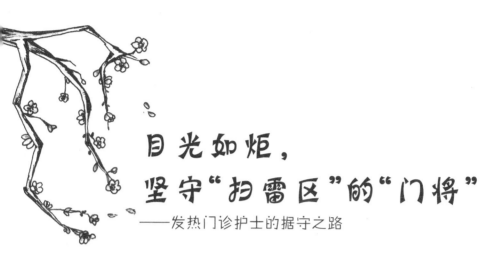

目光如炬，
坚守"扫雷区"的"门将"
——发热门诊护士的据守之路

　　走进庆春路79号浙大一院大门，门诊大楼右侧与之相对的9号楼一楼，就是浙大一院发热门诊。自2003年"非典"（严重急性呼吸综合征，severe acute respiratory syndrome，SARS）疫情之后，发热门诊便成为国内医院常设的独立科室。浙大一院发热门诊每年接诊超3万人次。这里是医院里实实在在的"隔离区"，因为除发热门诊外，同一楼层还有肠道门诊和结核门诊，楼上还有负压病房和感染病房。这里人流不断，尤其是到了冬季流感肆虐时，这里人头攒动的场景总会如期出现。

全副武装"排雷"

　　自新型冠状病毒肺炎（简称新冠肺炎）疫情发生以来，这里不仅是发热患者的就诊区，而且也成为新冠肺炎的排查哨口。从全院各科室临时集结的医生、护士加上原有的发热门诊医务人员共38人，作为第一批抗"疫"前线的医务人员在此坚守。随着疫情的发展，上级对疫情高峰、拐点的预测，无症状感染者的出现，无疫区游历史、无接触史病例的发掘……发热门诊医务人员的弦越来越紧绷，不到最后一刻，坚决不能松。

为了应对突如其来大规模的疾病流行，医院对全院医疗、医技、护理进行统一调配。对发热门诊也进行重新布局：对环境，人员配置，就诊分诊、转诊、会诊程序，收治标准，标本送检，院感防控等方方面面都做了专业改造，严阵以待，应对新冠肺炎疫情。

小格局，大改革

发热门诊占地面积不大，然而"麻雀虽小，五脏俱全"。收费、药房、检验、诊间、留观室、输液室、抢救室、分诊台紧凑布局，小环境里做大变革，需要专业，更需要智慧。发热门诊护理团队在王华芬主任的带领下开发了**智慧分诊系统**，将发热门诊分为**A区和B区**，严格遵守**分区接诊原则**。发热患者在**发热门诊门口**通过手机扫描二维码，在线填写十几项流行病学调查信息，如目前的主要症状、体征，居家自我监测的体温数值等；提交问卷后，手机上自动显示就诊的区域，提高了预检分诊的效率，**降低交叉感染的风险**。另外，新增16台空气净化机，24小时**无死角不间断地循环过滤空气**；在就诊、治疗、检验的各个区域新增25台**感应式手卫生消毒机**。盛迪副护士长特意增派4名护工，**定时对门诊环境进行保洁、消毒**等。

我们穿上了闷热的防护服，戴上了N95口罩和护目镜，尽管全副武装，但还是有一丝望而生畏的感觉。面对极具特殊性和挑战性的发热门诊工作，我们不但要严谨、细致，多一分敏感，而且更要"明察秋毫"。与协同作战的隔离病区相比，这里更像是刑侦、谍战的第一现场。我们不仅要面对狡猾的病毒，抚慰患者焦虑、恐惧的情绪，还要寻踪溯源，分析患者被感染的可能性；严格把控疑似患者的收治标准；密闭式衔接转诊环节，严禁疑似患者外出或接触其他人，不能让病毒在院内有可乘之机，严防死守院内感染这条警戒线。

看不见的病毒，看得见的焦虑，无畏的坚守

我们看不见微观世界里的病毒，只能看见在疫情面前普通大众的不安和焦虑。

"我有点低热，最高体温37.5℃，要紧吗？"

"我喉咙痛好几天了，会不会就是新冠肺炎？"

"我有个同事被隔离了，一起开会时他距离我3米左右，我会不会被传染了？"

"我坐高铁从外地过来，没有症状，想排查一下。"

"过年我们哪里也没去，孩子肾移植不久，发烧一周了，真的很急。"

……

每位来发热门诊就诊的患者和家属，心都被一根疫情相关的绳拽着。我们特别能理解和体谅他们的不安，所以总是把这句话挂在嘴边："不要着急，不一定是新冠肺炎。这个季节，普通流感也是很常见的，先让医生看一看。"

过年前后的暴发期，除一天要接待数百名就诊者外，我们还会接到几十个咨询电话。在询问病情和接触史时，有人会清楚流利、毫无保留地回答，也有人会基于对被隔离的恐惧而选择部分隐瞒。因此，病史溯源这项工作真的是重中之重、难上加难。

等待新冠病毒检测结果通常需要4~5小时，对于单间隔离等待的患者来说，这是一种煎熬。部分有明确接触史或者CT影

像检查有倾向考虑的患者,我们会联系之江院区或者负压病房收治入院进行筛查。联系急救中心派救护车单人单车护送,联系院区病房收住入院,交接好患者目前的情况,办理住院手续。患者离开后做好**环境、物品的消毒**……

　　看似简单的工作,中间涉及各科、各单元、各部门之间的协作,才能保证各环节的畅通,而最终的目的是保证不遗漏任何一个新冠肺炎患者,做到"应收尽收"。

发热门诊医务人员的隔离生活

　　医院腾出专门区域作为医务人员的**隔离点**,在工作区与生活区之间用路障单向隔离。自此,我们发热门诊的几十名医务人员就开始了两点一线的生活与工作。医院照顾着我们生活起居的方方面面,让我们安心工作。

　　至暗时刻终将过去,但在黎明来临前,我们作为"门将"会在发热门诊这个"扫雷区"时刻坚守,为实现疑似患者零漏诊而努力。

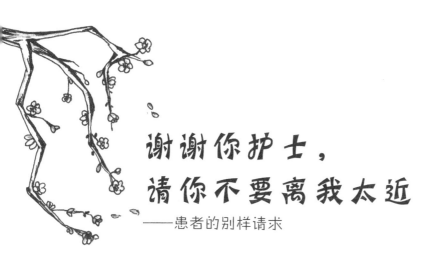

谢谢你护士，
请你不要离我太近

——患者的别样请求

　　傍晚，寒风吹起，细雨迷离。路上行人寥寥，戴着口罩，行色匆匆。这个点，他们应该都是下了班在往家里赶吧。今晚夜班，我撑着花色小伞，匆匆走在小道上，经过一棵棵梧桐树。这是我工作11年来上下班的必经小道，但今天走起来怎么感觉特别长。脑海里不停地在回放：前天中午护士长临时通知我们参加个人防护培训；当天晚上，我科负压病房就收治了首例新冠肺炎确诊患者；今天，我就要加入抗"疫"一线的疑似病房护理团队，与家人分离，时长未知。"害怕吗？"我在心里问自己。说实话，虽然本身就是感染科护士，也经历了H7N9禽流感、甲流的多次救治工作，但面对这次来势汹汹的新冠肺炎疫情，我真的有一丝胆怯和担忧……但是，"大敌"当前，似乎没有时间多做他想。

　　一到科室，严肃的气氛就已扑面而来，每个人都在紧张地忙碌着。在我准备穿戴防护服前，同事方荣凤姐姐提醒我先去趟卫生间。她告诉我进入病区后可能会忙到没时间出来。其实大家也都会因为舍不得浪费一套紧缺的防护用品而尽可能地减少进出病区的次数。

随后，我开始**个人防护用品穿戴**：执行手卫生→戴一次性帽子→戴医用防护口罩→戴里层一次性乳胶手套→穿一次性鞋套→穿防护服、戴防护眼罩→穿一次性医用防水防护脚套→戴外层一次性乳胶手套。在穿衣镜前慢慢转圈进行自我检查，再和搭档相互检查，最后由徐敏护士长检查把关，保证防护装备穿戴规范有效。一次性过关。毕竟我们都接受过规范的培训，并通过了严格的考核。进入病区后，白班同事与我们进行交班。我所在的病区今天刚刚开始收治疑似患者。

晚上10点左右，接到发热门诊电话，要收治一位疑似患者，在确认患者基本信息后，我立即着手准备入院患者所需用品。在病区入口迎接患者，**按照既定路线引导患者进入隔离病房**。这位女患者被安排到10号床。我再次进入病房时，见她坐在床头，微微抽泣着，我能感受到她落下的每一滴泪都有迷茫和害怕，因为这个感受我也有，我跟着湿润了眼眶。然而，此刻我要表现得镇定自若，只有我们不害怕，患者才能安心接受治疗和护理。于是，我马上调整好自己的情绪。

"李丽（化名），我是今晚的责任护士傅佳丹，你可以叫我佳丹。别害怕，我们都会陪你，你现在有没有什么不舒服？"

"没有。护士，我跟来自疫区的人一起开会了，分开后的第三天我就开始发烧，我是不是感染了这个病毒？是不是治不好了？"40来岁的她像个孩子一样，用衣角擦着眼泪，用无助的眼神看着我，声音略微颤抖。

"别担心，我们会努力帮你的，请相信我们！"我递了一张纸巾给她，说道。

"那现在我给你测量一下生命体征，可以吗？"

"嗯，好的，麻烦你了。"

"体温38.0℃，脉搏80次/分，血压112/68mmHg，血氧饱和度98%，血糖6.8mmol/L。"我一边记录着，一遍复述给她听。

然后，我开始跟她交代注意事项："李丽，你住在10号床，单人间，主管医生是徐凯进主任。待会，医生会来问病史，还有检验科医生会来采集咽拭子，你要好好配合他们，我会在旁边陪着你的。这是呼叫器，有任何事情你都可以按这个圆形按钮呼叫我们。卫生间里有紧急呼叫器，万一你在卫生间里有不舒服，或意外跌倒，可以长按红色按钮，我们会立刻赶到。特殊时期，你要戴好口罩，口罩我们会提供给你。除了外出检查，其他时间只能在病房内活动，这样可以保护你自己，避免交叉感染。根据新冠肺炎疫情防控要求，家属目前不能来探视，你可以用手机与家人联系。我们已经为你准备了生活用品，有任何需求都可以和我们说，我们都会尽力去解决，好吗？"

"嗯，谢谢你，你这样说我安心多了。"

看到她慢慢放松下来，我也稍微松了一口气。走出病房，将用过的一次性医疗物品扔进套着**双层黄色垃圾袋的垃圾桶里，免洗手消毒液消毒后**脱下第二层手套扔进垃圾桶，再次免洗手消毒液消毒后戴上新的第二层手套，用**含氯消毒湿巾**仔细擦拭着血压计、听诊器、体温计及血糖仪的表面，然后在电脑上录入相关信息，内心也在焦急地等待检验科的化验结果。

凌晨3点，接到实验室电话通知："10号床患者李丽，新冠病毒核酸检测阳性。"

我叹了口气，默默地走进她的房间，轻声说："李丽，你的病毒检测结果出来了，阳性。"瞬间，她的眼泪就流了下来，她没有拿纸巾擦拭，任凭眼泪流着，仿佛是要用眼泪去冲刷所有的恐惧。她坐在那儿一动不动,我站在一旁默默地看着她……时间仿佛在此刻停住了,只有抽泣声夹杂着**空气消毒机**发出的机械声。

我走向前,想用纸巾替她擦去眼泪,她忽然说:"**谢谢你护士,请你不要离我太近**。"

"没关系,李丽。请一定相信我们,一切都会好起来的。"我离她更近了些,用纸巾帮她擦去眼泪。"我们医院的综合实力很强,感染科也很厉害,之前都是第一时间参与抗击禽流感、甲流,我们都很有经验。"我缓缓地说着,她的情绪逐渐平息下来。我再次向她解释新冠肺炎疫情防控要求,她需要转入确诊病房接受治疗。随后,我指导她更换病员服,告诉她个人物品及换下的衣服会集中消毒处理并存放于指定地点统一保管。她都一一配合。

"嗯,我相信你们! 谢谢你! 佳丹。"她的脸上终于绽开了笑容,我也不由得轻松起来,相信她一定也能感受到。

我带着笑容走出她的房间,记录,交班,谨慎地进行**个人防护用品脱卸**:脱外层手套→手消毒→戴一次性手套→手消毒→解防护脚套系带→手消毒→脱防护服连外层手套;防护脚套一并脱下→手消毒→摘防护眼罩→手消毒→脱一次性鞋套→手消毒→摘医用防护口罩和一次性帽子→手消毒→脱里层一次性手套→手消毒,走进半污染区。

护士长看到我,关切地问:"怎么样? 你看起来精神不错哦。"

我拍拍自己略感压痛的脸颊说:"嗯,都挺好的!"

这是我在浙大一院工作以来成百上千个夜班中既普通又特殊的一个。我不知道下一个夜班会遇到什么,但我相信自己,相信医院,我们有能力让每一个特殊的夜班都平安度过。

感谢我的同事,感谢我的患者,与你们在一起,我不怕!

在抗击疫情的路上,我们不会退缩,做好排头兵,与良善同道,与时间赛跑,与疫魔搏斗,守护安康!

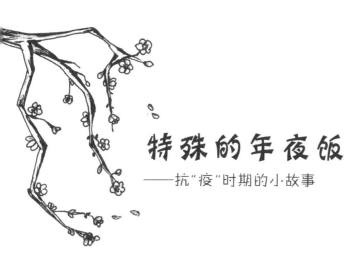

特殊的年夜饭

——抗"疫"时期的小·故事

除夕,乙亥年的最后一夜,本是阖家团圆守岁之时。然而,浙大一院疑似病区内依旧灯火通明,医护人员都在紧张地忙碌着。特殊的日子不能陪伴在家人身边,内心多少有点遗憾,但医院内的忙碌让他们无暇他想。自踏进病房的那一刻起,他们的脑海里只有患者。

刘菁菁和祝云爱,在值守的这个前夜班里共有6位疑似患者入院,3位患者出院。

进入病房前她们按规定**自测体温**,祝云爱36.8℃,刘菁菁37.0℃。

"年轻就是好,新陈代谢都高一点啊。"祝云爱打趣着说道,让原本略有些紧张的刘菁菁轻松地笑了出来。"今天是除夕,医院食堂准备了年夜饭套餐,我看到盒饭里有牛仔骨、烤鸡、春笋,还有水果、饮料、零食礼包,你们不吃点吗?"徐燕护士长关心地问道。

"我们现在都还不饿,晚点吃,领导记得给我们多留点好吃的哦。"

两人熟练地穿上防护服,在相互检查后,徐燕放下手头上的工作来为她们做最后把关。

两人穿过缓冲区来到病房,与白班护士交接班。

正在梳理患者情况时,值班电话响起,"你好,我这里是发热门诊,有一位有疫区旅游史的疑似患者,方力(化名),现在体温38.1℃,脉搏98次/分,血氧饱和度93%,呼吸频率24次/分,主诉略感胸闷,活动时明显,需要吸氧和床边心电监护。17:20送检第一次痰液核酸检测,22:00左右可以查看结果,现在可以接收吗?"

"可以的,我们准备好了。"刘菁菁回答道。

发热门诊护士护送这位病情较重的患者从专用通道来到疑似病房门口,按响门铃,刘菁菁打开病区大门,带领方力进入病房。祝云爱在病区门口与发热门诊护士交接后,也进入病房协助刘菁菁,立即给予患者3升/分双鼻导管吸氧,更换病号服,连接床边心电监护仪,测量生命体征等,并根据方力的病情,建议他尽量少下床活动,降低耗氧量。

"虽然吸着氧气,但口罩还是要戴好的哦,可以起到保护作用,也可以防止飞沫传播。"祝云爱说着,同时为方力拉上滑落的口罩。

"谢谢你们,请问我的检查什么时候能出结果?"方力略带气喘地问道。

"别着急,核酸检测一般需要4~5小时,等结果出来我们会第一时间告诉你。你现在需要安静地休息,配合治疗。"祝云爱亲切地回答道。

"云爱姐姐,3号床、7号床、10号床患者新冠病毒核酸检测结果两次都是阴性。"刘菁菁迫不及待地告诉祝云爱这个好消息。

"太好了,我去通知医生,如果肺部CT结果也还好的话,他们就可以准备出院了。"祝云爱也激动起来,这是疑似病房里最大的好消息。

"你好,发热门诊现在有两位……"值班电话不断响起,准备→接收→安置→宣教→采集→治疗。忙碌的工作让她们都忘记了自己还没吃饭。

祝云爱刚刚**更换**好在16号床治疗时被**体液污染的一次性隔离衣**,就收到排除新冠病毒感染患者的出院医嘱,立即着手准备患者出院流程:通知患者办理出院手续,发放出院带药、出院小结和诊断证明。出院患者带出病房的物品**用含氯消毒湿巾擦拭消毒,无法消毒的物品作医疗废物处理**。三位患者更换干净衣服、鞋子,做好个人防护,在祝云爱的陪伴下开心地离开疑似病房。祝云爱整理完**出院病例资料并放入专用密封袋,统一送至消毒供应中心消毒**,并通知护工对出院病房进行**终末消毒**。

"你好,发热门诊现在有一位孕31周的孕妇许芳(化名),有与疫区人员接触史,目前体温38.0℃,其他情况良好,不需要特殊准备,22:30送检第一次痰液新冠病毒核酸检测,凌晨3点左右可以查看结果,现在准备把患者送上来。"

刘菁菁登记好交接记录,新一轮免洗手消毒液消毒后,戴上手套,门铃响起。

"刘护士,我的情况严不严重啊?我肚子里的孩子会不会有危险?"许芳急迫地问道。

同为女人,经历过十月怀胎的刘菁菁非常能理解这位准妈妈的心情,也着实为她捏了一把汗。但是作为一名专业的护理人员,刘菁菁知道在这个时候要保持理性,必须给她正确的专业指导和帮助。

"先别着急,你的检查报告还没出来,还不一定是呢!新冠病毒其实就是众多病毒中的一种,早期及时治疗一般也不会有大问题,你心理负担别太重。乐观的心态对你和宝宝都很重要,刚刚就有3位患者排除出院了。"刘菁菁安慰着许芳。

通过采集病史了解到,许芳大晚上从老家赶来杭州看病,和护士们一样,这个点还没吃上年夜饭。刘菁菁和祝云爱毫不犹豫地把自己的年夜饭分了一份给她。简单的工作餐虽然比不上家里丰盛的年夜饭,却是她们对许芳最直接也是最切实的关心。

"谢谢你们,这是我吃过的最好吃的年夜饭。"许芳吃完盒饭后感动地说道。

她们的从容和坚定,让许芳焦虑不安的心情慢慢平稳下来……

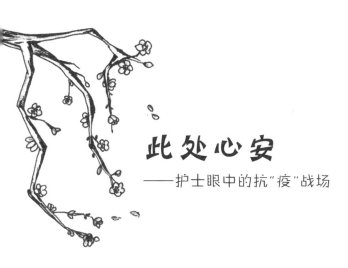

此处心安
——护士眼中的抗"疫"战场

我是一名临床护士,在疫情面前,虽是默默无闻的小兵,但仍怀揣着平凡世界里的英雄梦想。经培训合格,将忐忑和牵挂收入行囊,奔赴一线的战场。

到了浙大一院之江院区,为避免误闯污染通道,保安大哥为我们引路。郑建红副护士长带领我们先熟悉环境。

我们从清洁区进入半污染区,通过2个缓冲区到达病房。半污染区与污染区之间有由外向内单向传递物品的传递间。为了阻断空气传播,医院的空调、新风、物流传送系统及窗户全部关闭,甚至墙与墙之间的缝隙都被贴上了胶带。医院在每个房间都为患者准备了取暖设备、购买生活用品的二维码和值班医生的手机号码,还有每个区域标配的空气消毒机。

按严格的医院感染控制流程,从疑似病房出来时,我们要在2个缓冲区脱去防护装备,在半污染区泡鞋底2分钟，洗手，更换口罩、帽子及鞋套；然后进入清洁区，洗头、洗澡，更换洗手衣和鞋子，从员工通道回到隔离生活区。

我们每日需要监测两次体温，身体一旦有异常就要及时上报。在每个区域要做什么样的防护全都有细致、醒目的提醒。隔离病房的布局不仅需要缜密的思维，而且需要专业化和人性化的考虑。在这个病毒浓度最高的地方，在这个最危险的地方，我竟然很心安：我、患者、家属，我们每一个小人物都被珍惜着、被保护着。

在隔离生活区，后勤组为我们提供了事无巨细的服务。膳食科以《来自膳食科的碎碎念》开篇，上演了"舌尖上的隔离区"。药剂科主任卢晓阳为一线员工的自用药开辟绿色通道。社会各界捐赠的美食、防护物资如爱心花瓣雨般纷至沓来。

正式上班第一天，我穿好防护装备进入了污染区。不一会儿，防护装备就像紧箍咒一样压得我脑袋生疼。护目镜起雾，视线也受阻了。平日里得心应手的工作，在这身防护装备之下竟变得艰难起来，甚至走几步就会犯恶心。就这样，熬过了第一个4小时。出了污染区，脱下防护服，如获大赦。看到镜子里脸上的Ⅰ度压疮，像印了一只蝴蝶，我想起那句话，"你若盛开，蝴蝶自来"。心里暗想着，这大概就是我们特殊的盛开方式吧。在后来的日子里，"蝴蝶们"去了又来，来了又去。对于这些防护穿戴的技术问题，经前辈指导，我们一路打怪升级，终于找到了适合自己的穿戴方式，比如眼镜和护目镜上都要涂防雾液；护目镜可以不用压得那么紧；在不戴眼镜的情况下，面屏比护目镜更舒适；戴N95口罩前，先将金属鼻夹在中间向内捏一捏，密闭性会更好；穿戴好后，先做适度的下蹲伸展运动，观察是否有拉扯，镜面是否起雾，护目镜是否太紧，眼睛处是否漏风，确保舒适后再进病房。从此，穿戴防护装备四五个小时不闷、不疼、不起雾、不漏风,身手敏捷无压力。

很快,我们适应了这些特殊的工作要求,以更饱满的精神状态投入工作。另外,与患者相处多了,更能共情于他们的焦虑与不安。那些病房里的沉重步履、慌乱与无助的言语、殷殷期盼的眼神,触动我内心最柔软的地方,湿润了我的眼,让我不忍辜负,想要保护他们。

一天,一位80多岁的老爷爷深呼吸后鼓足力气对我说:"方丽琴护士,帮我给隔壁老伴传三句话……""您放心,话我一定带到。"进了隔壁老奶奶的房间,她正颤颤巍巍地要去卫生间,我怕她摔倒赶紧过去扶她。坐回床边时,她躁动不安,不肯吃药、不肯留取痰标本。此时,**距第一次留取痰标本已经有24小时,第二次留取痰标本的时间到了,这个结果对确诊很重要。**我试探性地说:"隔壁老爷爷让我给您传个话。"老奶奶没反应,继续自顾自地抱怨着。我继续说:"他让您不要怕,配合治疗,早日康复。"老奶奶愣了一会儿,不说话,缓缓接过我手中的药,我借机帮她留好痰标本。待她躺下,我为她掖好被角,拉起床栏,轻轻离开。

最开心的事莫过于患者出院。

为了患者安全出院,我们会准备3个消毒过的房间:**第一间用于洗澡;第二间用于随身物品消毒;待患者洗完澡,随身物品消毒好,安排其进入第三间。为避免院内感染,搬进第三个房间后会有专职护士为他们做出院宣教和后期康复训练指导。待电梯消毒好,协助患者穿上隔离衣,戴上帽子,穿上鞋套,并将其送进电梯,交给下一班医护人员。**一圈操作下来,汗水湿透了衣裳。有时,患者会向我们鞠躬,我们回以鞠躬。

此去一别,各自安好,足矣!

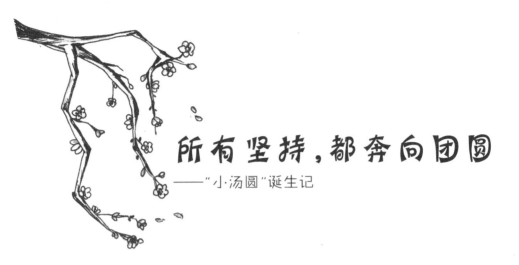

所有坚持，都奔向团圆

——"小汤圆"诞生记

元宵佳节，寄托着中国人追求团圆和美满生活的愿望。2020年的元宵节，对浙大一院的医护人员而言，有着非常特殊的意义。手术室里传来天籁般的婴儿啼哭声，让在场的每一个人激动得忍不住落泪。这名早产宝宝，小名叫"小汤圆"，是浙江省首例妊娠期新冠肺炎患者产下的宝宝。他的平安出生，给这场抗"疫"之战带来了新的希望。

准备充分，迎接新生命

新冠肺炎疫情伊始，护理部就完成了包括产科、儿科、手术室、消毒供应中心等特殊科室的人员梯队建设及教育培训，全体人员随时待命。产科护士长陈建红在接到之江院区即将收治一位孕36周新冠肺炎并伴有瘢痕子宫及压痛的孕妇通知后，立即在之江院区准备好孕妇及新生儿所需的所有医疗护理设备，同时启动应急预案。

2月6日19:24，孕妇入院。在隔离病房内，夜班护士耐心、仔细地向孕妇介绍病房环境，宣教生活起居注意事项；考虑特殊时期孕妇没有家人陪护，护士特别关注孕妇的心理护理与安全护理。入院手续完成后，医护人员进一步为她完善各项相关检查。多普勒胎心监测结果显示胎心处于正常范围。这一切让患者感到很安心。

严密监测，迎来新生命的诞生

2月8日，元宵节。

7:10，医护人员常规为孕妇听取胎心，多普勒胎心监测结果显示，胎心率100次/分（正常范围为110～160次/分）；给予吸氧、左侧卧位、持续胎心监护并嘱孕妇注意胎动情况。将检查结果汇报产科、手术室及医务科等。

8:20，持续胎心监护提示胎心基线为100次/分，偶有宫缩，子宫下段瘢痕区局限性压痛，产科李央主任决定行急诊剖宫产。手术室立即开启净化和负压系统。手术室3名护士准备就绪。

9:10，病房护士为孕妇**戴好一次性医用外科口罩、一次性帽子，用一次性大单覆盖孕妇全身**，经专用通道将孕妇送至手术室。**巡回护士在缓冲间协助孕妇更换一次性拖鞋后，进入第一负压手术间，关闭净化系统。所有工作人员按三级防护标准配备个人防护用品，后勤保洁人员按要求对手术通道进行消毒。**

10:20，在手术室，李央托起孩子，把他放到助产士王方方手中，王方方把孩子放到辐射床上，擦干、保暖，并进行评估。男婴，体重2.7千克，身长50厘米，阿普加评分9-10-10。男婴响起了响亮的哭声，此刻所有人都长舒了一口气。王方方心想，"他第一眼看到的世界是如此奇特，这群人的装束都如此怪异，他会感觉不适和害怕吗？"王方方一边轻轻安抚他，一边在心里默默地对他说："宝贝，初次见面，你好啊！恭喜你通过人生第一次大考。"王方方娴熟地为男婴结扎脐带,穿尿不湿,穿衣服,然后轻轻地抱起他,转向仍在手术台上的产妇,高兴地对她说:"一切都好!"王方方尽量控制自己的语速和音调,让自己的声音听起来是平稳的。产妇远远地看着,微微点头。因为疾病防控的要求,母婴接触的环节此刻只能省略了,但王方方相信,这目光中饱含深情,可以替代肢体接触。这是浙大一院之江院区手术室启用后的第一台手术,孕36周新冠肺炎孕妇剖宫产手术成功,母子平安!这是数日阴雨后的一道彩虹,新生命的诞生代表着新的希望,我们太需要这样的好消息来驱散心中的阴霾了。

11:00,"小汤圆"在医护人员的陪同下,平安转运至浙江大学医学院附属儿童医院(简称浙大儿院)治疗;同时,"小汤圆"的妈妈在王方方的陪同下顺利转入浙大一院之江院区隔离重症监护室继续进行治疗和产后康复护理。由于产后专科护理的特殊性,王方方与监护室护士认真进行交接班,细心指导监护室护士产后专科护理的要点,特别交代术后24小时内必须严密观察出血情况、宫底高度、子宫硬度、宫缩情况以及乳房护理等,并留下电话以便随时联系。

为了让产妇的体力和身心恢复得更好,医院膳食科特意为"小汤圆"妈妈送上精心准备的月子餐和育儿读物等。王方方以轻柔的手法为产妇开奶,同时手把手教产妇挤奶的手法,为"小汤圆"日后还能喝上珍贵的母乳打好基础。

17:00,浙大儿院传来好消息,"小汤圆"第一次咽拭子标本新冠病毒核酸检测为阴性。这个消息,预示着美好的开始。

短暂分离,是为了更美好地相聚

尽管一家人暂时分隔在三家医院,"小汤圆"在浙大儿院,妈妈在浙大一院,爸爸在杭州市西溪医院,但大家都明白,此刻的分离是为了**更美好地相聚**。

2月9日15:00,监护室传来好消息,妈妈的痰标本新冠病毒核酸检测结果为阴性。16:00,浙大儿院再次传来好消息,"小汤圆"6个标本的新冠病毒核酸检测结果均为阴性。

2月10日9:00,"小汤圆"的身体状况十分稳定。小家伙已经每次能喝奶20毫升,浙大儿院的医护人员表示会根据他的消化情况按需加量。12:00,病情好转的妈妈从监护室转入隔离病房,再次进行核酸检测,结果显示为阴性。考虑到妈妈刚刚经历了新冠病毒感染、家人分离、产后母婴分离,容易产生焦虑情绪,浙大一院医护人员通过与杭州市西溪医院协调,将爸爸转入了浙大一院之江院区,与妈妈住进同一间隔离病房共同接受治疗,结束了"跨院分居"。

2月11日14:00,浙大儿院对"小汤圆"的咽拭子、血液、粪便、尿液、淋巴细胞分别进行了新冠病毒核酸检测,结果均为阴性。"小汤圆"都如此给力,他的爸爸、妈妈更要好好表现了。妈妈新冠病毒核酸检测结果也连续为阴性。

2月12日,在护士的指导下,妈妈积极配合并完成产后康复训练,腹部伤口恢复良好,子宫恢复情况正常。膳食科每天为她精心准备6~8份月子餐,她几乎餐餐光盘。妈妈按照护士的要求,每3小时手动挤一次奶,虽然辛苦却丝毫不敢怠慢,这是为"小汤圆"之后的母乳喂养做准备。

2月14日,这是一个特殊的情人节,爸爸的痰标本新冠病毒核酸检测结果为阴性,这也是最好的情人节礼物。

所有坚持,终为团圆

2月19日,爸爸、妈妈终于要出院了。出院前,护士对妈妈再次进行评估,指导她做好产后康复护理,同时贴心地为他们准备好"小汤圆"出生证明等资料。

14：00，在出院现场，爸爸、妈妈打开手机与浙大儿院隔离病房的医生视频连线，看着视频里可爱的"小汤圆"，激动不已，"爸爸、妈妈好想你，我们等你一起回家！"

2月24日，阳春布德泽，万物生光辉。在一阵欢呼声中，"小汤圆"出院了。由于爸爸、妈妈正处于隔离观察期，未能到现场迎接，浙大儿院的医护人员特意视频连线爸爸、妈妈，让他们见证这个激动人心的时刻。

3月5日，**经过漫长的分离**，随着爸爸、妈妈解除医学隔离，**"小汤圆"一家终于团圆了！**

这一天，他们一家期盼已久。

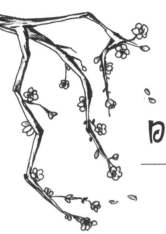

日升月落，昼夜不息
——重症监护室十二时辰

在抗"疫"一线，有一群人，他们的工作是与患者接触最直接、最连续、最密切、最广泛的——隔离重症监护。让我们一起走进重症监护室十二时辰。

庚子年，正月廿三，公元2020年2月16日。

子时（23时至1时），名曰"困敦"——混沌万物之初萌，藏黄泉之下。

距前半夜下班还有1个小时，高昕，后夜班护理组小组长，已经早早起了床。她的组员邵一涵来自其他科室，高昕之前对她并不熟悉。身为小组长，高昕必须根据预先了解的患者病情、组员年资及综合能力做整体评估并分配每位组员的工作任务。

穿好防护服，反复检查后准备进入隔离重症监护室。高昕说："小伙伴们，加油啊！"陈丽楠、叶学胜、黄晓珠、罗松娜来到各自分管的患者床边，与前夜班的同事进行床边交班：生命体征、呼吸机/高流量氧疗参数、病情变化、检验结果、目前治疗、剩余药量、管路情况，翻身查看皮肤情况等。张启辉接管即将进行人工肝治疗的危重患者。

监护室内灯火通明，彷如白昼。

丑时（1时至3时），名曰"赤奋若"——气运奋迅而起，万物无不若其性。

俞亮医生成功完成股静脉穿刺，章华芬副护士长完成上机操作，张启辉配合，人工肝治疗正式开始。随着时间的推移，严密防护下的赵炜倩呼吸越发沉重，但她仍然坚持着监测、记录、治疗、抽取血液标本、送检、吸痰、处理检验结果。闷热感和身体不适越来越难以忍受，最终她一口吐在了N95口罩里。高昕立即安排陈云飞接管赵炜倩负责的患者，同时护送赵炜倩去休息区清理、休息、调整状态。朱雅洁、吴思琪和邱红源评估患者情况、检查记录、准备物资。

此时，已更深雾重寒意浓，而2公里外的钱塘江依然一路向东，奔流不息。

寅时（3时至5时），名曰"摄提格"——万物承阳而起。

2号床患者的神志状况继续在沉睡和清醒间摆动，偶尔谵妄，何玲英小组长不放心他，嘱咐翁雯雯要加强照护，翁雯雯做了个OK的手势，同时说道："何队放心吧，我保证他清醒过来第一时间就能看到我。"周燕小组长安排吴琼、王平、周九州接管原有的三位危重患者。张晓庆、蒋静秀在为即将转到隔离重症监护室的两位危重患者准备物品。在这种高强度的工作状态下，唯有团队高度团结合作才能有条不紊地保障护理治疗和护理安全。于典典提醒8号床还在看手机的患者赶紧放下手机睡觉，患者撇撇嘴，有点不情愿地把手机交给典典，嘟囔着："跟管小孩儿似的。"这句话让汤爱萍想起了自己的双胞胎女儿，现在的她们该是在甜甜的梦里吧，不知道会不会梦见多日未见的妈妈。9号床患者疑似有张力性气胸，徐飘安置患者体位，单鑫鑫协助医生连接水封瓶，有气体从水中溢出。

夜色尤浓，路灯下的香樟树，影影绰绰，有股力量在黑暗中蓄积，等待破晓。

卯时（5时至7时），名曰"单阏"——阳气推万物而起。

各种样本采集和送检、口腔护理、吸痰护理，为患者擦身、换床单、倒各种废液以及各项生活护理……25.5℃的室温下，高强度工作，防护服下汗水浸透了衣衫。正值后夜班最繁忙的时候，体重106公斤的患者翻身时间又到了，吴琼招呼大家："姐妹们一起来啊"。周九州对吴琼说，"你让开啊，我可不是你姐妹，我是你兄弟"。"你兄弟我也来了。"说着吴辉峰也加入进来。大家都笑了，气氛变得轻松起来。

窗外，晨曦微露；窗内，工作伴随日升带来的光辉继续推进。

辰时（7时至9时），名曰"执徐"——伏蛰之物，而敷舒出。

正在接受ECMO治疗的危重患者，由盛运云全程护理。付小婷、周天萍、刘黛熙忙碌的脚步也并未停止，时时监测分析患者生命体征、实验室检查指标，向主治医生汇报情况，并调整治疗方案。此刻，门外是万培玲小组长带领的白班团队——戴柯柯、姜智文、王辰逢等在做准备工作，大家都默契地选择了包子、拌面作为早餐，不喝稀饭、不喝豆浆，这是为减少进出次数，节约防护装备。进入准备间，贴水胶体减压贴，然后戴帽子、口罩、护目镜，穿防护服。赵雪红副主任帮每一名队员贴减压贴、套鞋套，又仔细检查，确保没有一丝遗漏才让他们进入隔离重症监护室。万培玲在做出新的一轮评估分配后，组员们来到各自分管的患者床边与后半夜值班的同事进行床边交接班……

一缕朝阳透过窗帘，照在洁白的防护服上，熠熠生辉。

巳时(9时至11时),名曰"大荒落"——万物炽盛而出,霍然落之。

又是繁忙的一天,6名患者需要做纤维支气管镜,3名患者需要进行人工肝治疗,3名患者需要进行床边超滤,还有2名患者需要上ECMO,万培玲说这又是忙到飞起的一天。额头上的汗流入眼睛,带来一阵刺痛,沈怡只好闭上眼等待刺痛缓解。吴昕配合医生给患者放置鼻肠管。护目镜都是消毒后再次使用的,透光性远不如前,又容易起雾,姜佳敏做完输液操作后几乎看不见,她只能凭着光感摸索到温度相对较低的窗前,静静地等待雾气凝结成水珠。梅伟乐处理96岁老太太的出院事宜。经过四天的诊治,老太太经受住了一关又一关严峻的考验,达到了出院标准,她也是之江院区首例从隔离重症监护室直接出院的患者,也可能是全国年龄最高的治愈患者。梅伟乐讲普通话,老太太一口家乡话,他们相互并没有完全听懂对方的话,但似乎这并不影响他们的交流,因为都带着笑容。

蓝天上,白云一片去悠悠。

午时(11时至13时),名曰"敦牂"——万物壮盛也。

在保障患者的安全前提下,大家开始轮流吃中饭,也算是稍作休息。午餐是三荤两素的盒饭套餐,碧绿的西兰花和红色的大虾给人带来强烈的视觉享受,瞬间勾起了食欲。在这个特殊时期,膳食科始终在"膳"待家人,大家努力"光盘",既不浪费粮食,也要为接下来的任务做好体能储备。120急救车转运过来一位插管患者,是位86岁的老爷爷。黄晓玲小组长和呼吸治疗师等带着转运呼吸机奔向一楼,在120急救车上,为患者换上转运呼吸机,调整好参数后,黄晓玲和医生分列转运床的两侧,推着床向隔离重症监护室一路小跑。换床、处理裹在床单里的一大摊黑便。同时,陈丹阳负责心电监护;朱鹏飞负责穿刺抽血;傅玲负责记录；潘瑜负责监测血氧饱和度、检查全身管道；潘英负责整理患者资料及物品；兰星星负责做血气分析；王鑫烨负责吸痰，大量血痰被吸出，氧合指数在上升。

有两名患者病情骤变，氧合指数下降、心率加快……赵雪红副主任、高春华护士长将防护措施做到位后，立即进入病房，在患者床边指导。此时，有名医护人员的护目镜有点紧，眼眶被勒得又痛又痒，她下意识地抬手去抠，赵雪红"啪"一下把她的手拍下，又重又急。

小花园里的洋水仙，舒展着它的叶芽，黄色的花在阳光下绽放。

未时（13时至15时），名曰"协洽"——阴阳和合，万物化生。

9号床的患者可以转出隔离重症监护室了。11号床的患者却开始插管了。10号床的患者缺乏安全感，明显焦躁起来。他大声喊着："护士！护士！"，但护士们忙着处理11号床的插管患者，没能及时回应他，他生气地掀开被子，去拉扯氧气管路和静脉通路，喊着："你们都不管我，我不要治了，我要回家。"黄晓玲飞奔过去，一把按住他的手……安抚、鼓励、解释、陪伴，患者的情绪慢慢平静下来，黄晓玲笑着对他说："你这个静脉留置针可是我好不容易才打进去的，你要是给我拔了，我可跟你没完哦。"患者不好意思地笑了。

第一位患者的肺部CT检查顺利完成。第二位上呼吸机患者的转运工作准备起来更加游刃有余。更可喜的是，CT结果显示两名患者的肺部情况都在一点点好转。高春华的喉咙已经沙哑到近乎失声，为确保信息传达正确，她只能手舞足蹈地运用肢体语言。有人说她看起来有点滑稽，但又让人想哭。

院区西边的狮子山上，绿意重重，春意渐浓。

申时(15时至17时)**,名曰"湒灘"——万物吐秀,倾垂也。**

朱莹小组长带领钟潇涵、王妍、沈丽丽等组员为患者做一天 n 次的吸痰护理。**评估患者→有吸痰指征→戴第三层手套→呼吸机给予纯氧→准备吸痰物品→测试吸引器压力→吸引器连接密闭式吸痰管吸痰→间歇性吸引→吸痰结束→冲洗吸痰管→关闭吸引器→分离吸引器和密闭式吸痰管→脱第三层手套→收拾所有物品→手消毒→记录。**看似简单的一个吸痰操作,却隐藏着被感染的高风险,规避风险的根本在于护理人员日积月累的职业素养。15号床患者突然呛咳,心率达130次/分,血氧饱和度只有84%。接到朱莹的紧急呼叫后,组员们立即到位。一番忙碌后,患者病情趋于稳定。闫莹准备好床边超滤所需物品,代楠楠、蒋士亮推着床边超滤机走到病床旁。

不远处,树枝在随风舞动,像是在挥手,又像是在招手。

酉时(17时至19时)**,名曰"作噩"——万物皆芒枝起。**

12号床的患者因为谵妄把医生咬伤,现在他的意识逐渐恢复。得知这个消息后,他大哭不止,不停地说:"对不起! 对不起!我真的不是故意的。"他开始写信、写遗书,遗书是给女儿的,书信是给医护人员的。他总是会拉住护士的手不放,说道:"你们不要走开,我有点害怕"。刘瑶樱和何晓婷一直安慰他,很明显,这位患者出现了创伤后应激障碍,需要心理疏导。

8号床的阿姨恢复得不错,今天可以转入普通病房,接到喜讯后,阿姨开心地说:"我要马上告诉我老公。"张娟和俞阳丽负责转运,在转运途中,病床车轮滚动声中隐隐有歌声传来,原来是阿姨的先生传过来的三段语音,每一段都是她先生温和轻柔的歌声,阿姨眼中全都是光,泪水不停流下。张娟背过身去,做了几次深呼吸。

华灯初上,之江院区的灯亮了,蓝色的霓虹灯在夜幕中闪烁。

蓝色，代表广阔、冷静和稳重。

戌时（19时至21时），名曰"阉茂"——万物皆蔽冒也。

12号床83岁的老爷爷病情并不乐观。俯卧位下呼吸机给氧，氧浓度100%支持供给，动脉血气分析显示未见好转。医生决定采取ECMO治疗，指定叶学胜配合，叶学胜目不转睛地盯着仪器，检查转速、流量、活化全血凝固时间、块膜压，观察有无膜肺血凝块、管路有无抖动，设置水箱温度，警惕出血和溶血，预防感染。机器在转动，血液在流动，监护仪上闪动的红色警示灯逐渐停息，老爷爷的脸色变得红润了。因为使用了镇静剂，他在沉睡中，经历了刚刚发生的真实而紧迫的一幕，所以这一切并不会在他长长的人生经历中留下一丝一缕的记忆。林洁与黄思雨在双人核对高危药物，核对每个字、每个小数点。

天幕已拉上，星星隐藏在后面，它们在等着天使挥动魔法棒。

亥时（21时至23时），名曰"大渊献"——万物于天，深盖藏也。

就在大家都以为83岁的老爷爷病情终于稳定了的时候，监护仪亮起红色报警。"赶快！气管插管，深静脉穿刺。"陈瑶抽取镇静药物，安装微泵，缓慢推注；陈婷婷、赵琼超安置患者体位，配合医生气管插管并固定导管，吸痰；李星杰准备穿刺包、双腔ARROW管、超声机等物品；吴辉峰连接压力传感器，测量中心静脉压，记录并汇报。半小时后，所有操作顺利完成，整个过程配合默契。林燕是疫情下临危受命的小组长，她说："我的组员都来自综合监护室，我们的默契已经融入我们的血液中。"

窗外，一轮弦月高挂，她也静静地看着他们，想把清辉照进他们的心里。

这是浙大一院之江院区新冠肺炎隔离重症监护室里平凡的十二时辰！

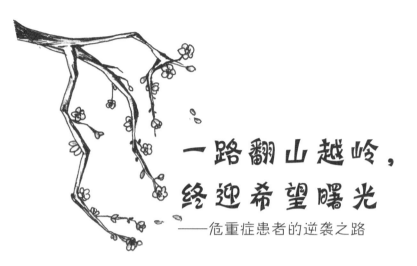

一路翻山越岭,
终迎希望曙光
——危重症患者的逆袭之路

俞奶奶转入隔离重症监护室时,在高流量吸氧,氧浓度85%的情况下,血氧饱和度(SpO_2)也只能勉强维持在90%(正常人标准大气压下SpO_2>96%),血气分析氧合指数<100mmHg(正常值为400~500mmHg)。肺部影像白茫茫一片。"又是一个危重患者。"接诊医生低声感叹。

这是我进入隔离重症监护室接管的第一个新冠肺炎患者,氧疗效果不好、肥胖、脾气急躁是我对俞奶奶的第一印象。

"我要回家,我没事的。""我要喝水,我要下床。""我要给女儿打电话。"俞奶奶躺在床上絮絮叨叨。"奶奶,您要安静下来,这样才会舒服一点"……我一边忙碌着,一边安抚俞奶奶。时不时响起的报警声、忽高忽低的血氧饱和度值,牵动着医疗小组每一个人的心。

重度肥胖（BMI＞30kg/m²）导致限制性通气功能障碍，再加上连日与家人分离并辗转多个陌生的地方，在进入隔离重症监护室时，俞奶奶的不安和恐惧达到了顶峰。她只想回家，所以不停地拉扯鼻导管，想从床上爬起来。无论我怎么劝说、安慰，都不能缓解她的焦虑。小剂量的镇静药物对她来说也毫无作用。病情仍在进展中，她原本就是勉强维持着的血氧饱和度下降至74%，CT检查显示两肺明显渗出，气管插管很快被提上议程。全副武装忙碌了2个多小时，我已经明显感觉到背上的汗在往下淌，眼罩也已经开始模糊。在病房拐弯处脚底一个打滑，路过的同伴提醒我："金佳敏，别急，慢点……"

专家组的意见很快传来：气管插管！容不得多想，大家已经进入了急救状态：电话通知麻醉科医生，准备插管物品、呼吸机、吸痰物品、麻醉药品、抢救车……耳边又传来俞奶奶的絮叨声、监护仪急促的报警声，看似正常的心率（70次/分）却总是让我怀疑俞奶奶的肺部情况是不是恶化得比我想象的要严重得多。

第一次，我对这个传闻中的病毒有了更深切的认识。

几分钟的等待也是漫长而煎熬的，正压头套武装下的麻醉师和呼吸治疗师到位了。"吗啡10毫克，咪达唑仑10毫克，静脉推注。"确认医嘱后，核对药物，抽取药液，做了无数次的操作，这次在三层手套的防护下，我的手居然有点抖了。"别笑！"我对旁边等待的同事说。晃一晃脑袋，迅速稳定思绪，消毒接口，给药，药液被缓缓注入俞奶奶体内，她终于慢慢安静下来，RASS镇静程度评分−5分。我立即放低床头，为后续的插管操作安置患者体位。

"再给维库溴胺10毫克，静脉推注，无关人员退出病房。"医生再次下达医嘱。

"维库溴胺10毫克，给药完成。"一切准备就绪，我退出了病房。

这时俞奶奶的咳嗽反射已经完全消失,呼吸师立即予以皮囊加压给氧,麻醉科医生在可视喉镜辅助下充分暴露声门,迅速置入气管插管。我透过玻璃门时刻关注着俞奶奶的生命体征,一系列的操作配合默契,分秒之间完成,连接上呼吸机。我立即冲到俞奶奶身边,在纯氧状态下使用密闭式吸痰管为她吸痰,她的血氧饱和度逐渐上升至92%左右。为了减少气管插管机械通气治疗带来的痛苦,我们为她输注镇痛、镇静药物,维持镇静状态。

镇静药物对每个人的效果不一样,俞奶奶很难达到合适的镇静水平。每次镇静程度在RASS镇静程度评分+2分至−5分之间波动,不是躁动不安、手脚乱动,就是毫无反应。镇静过浅会导致血氧饱和度大幅下降。出于安全考虑只能让俞奶奶处于深度镇静状态。深度镇静就意味着患者失去自我保护能力,需要我们更加注重护理的细节,关注气道管理,加强基础护理。

每2小时给俞奶奶翻身一次,对于我这个小个子女生来说无疑是一个巨大的挑战。重度肥胖的俞奶奶扭动起来我的小身板还真是毫无招架之力。穿着防护服动作幅度又不能太大,给她翻身的时候还要当心呼吸机管路脱开造成呼吸道暴露、分泌物喷溅。每一次准备翻身前,我都要在心里演练很久,检查并拧紧呼吸机管路;翻身时,要防止管路的牵拉,再找几个帮手,两个人抬肩膀,两个人抬臀部,经常是口号1—2—3喊得响,却也没能搬动。这时候大个子男生就是我的"男神",大力士出手,一个顶俩。感谢他的同时还要预约下一次的"出手"时间。这边还没送走友情帮忙的伙伴们,回头一看,俞奶奶身体一滑,我们的成果就被打回原形了。我站在床边,想到这几天她的病情每况愈下,还有那丝毫不见好转的肺部,默默地安慰自己:"没事,再来一次吧!"这是我这几天护理新冠肺炎患者无奈、迷茫的内心,一群人努力爬山,却不知道距离山顶还有多远……

翻身、拍背、体位引流,支气管镜下吸痰、灌洗、给药,能用的办法都一一实施。几天下来,大家已经没有了最初的害怕,只要对患者有利的、有用的,全部实施,一次不够,两次、三次……肺部情况不见改善,呼吸机的参数有增无减(PC模式,PC为25cmH$_2$O,PEEP为13cmH$_2$O,FiO$_2$为80%),血氧饱和度仍为92%左右。

抗感染,调节免疫,营养支持,能用的药都用了,能上的治疗都上了。十几天的对症治疗并未能缓解俞奶奶的病情,肺部影像里令人担心的白色阴影依然在扩大。俞奶奶一躁动,血氧饱和度就会下降,潮气量也越来越小。看不到好转的希望,这比护理俞奶奶时的忙碌更让我感到无力和焦灼。医生们的眉头也愈发紧锁。

方强主任、李彤副主任、院内专家组讨论后决定上ECMO。

"ECMO管路预冲完毕!"

"股静脉穿刺置管成功!"

然而,右颈内静脉的置管并没有想象中那么顺利,俞奶奶重度肥胖,脖子又短又粗,再加上血管畸形,导致置管困难,第三根扩皮管尝试几次都不能成功。时间一分一秒地过去,监护仪三星级报警"叮叮叮"响起,血氧饱和度85%,血氧饱和度82%,血氧饱和度79%……我在一旁报数,尽量让自己的声音平缓一点,以免影响大家的操作,可不断往下掉的数据让我报数的间隔越来越短:"呼吸机已经打到纯氧了。"

"血压75/46mmHg,5%葡萄糖50毫升加去甲肾上腺素4毫克,微泵速度每小时18毫升。"

"血氧饱和度76%了。"

"74%了。"

……

大家的一双双眼睛紧盯着置管医生的双手,各种仪器尖锐的报警声夹杂着我的报数声,现场竟然有种别样的安静。

此时的形势,置管已刻不容缓。李彤决定放弃右颈内静脉置管,自己接手进行左颈内静脉穿刺,徐俊医生配合。我屏气凝神,注视着监护仪和李彤的双手,12号—14号—16号—18号—20号—22号,一次又一次地扩皮,置管终于成功了,抽导芯,夹管,接管,ECMO顺利启动运行。随着血液的流动,俞奶奶的血氧饱和度终于开始上升,90%→95%→100%。我悬着的那颗心终于放下来了,大家也都舒了一口气,转头看到午后的阳光正烈,透过窗户照进病房。不知道谁说了一句:"哎呀,这汗的味道也太咸了吧!"大家会心一笑又继续忙碌起来。

终于在2月25日传来了一个好消息,俞奶奶新冠病毒核酸检测2次阴性(间隔时间≥24小时)。虽然核酸检测结果已经转阴,但是两肺情况依然不容乐观,肺实变明显,不可逆转。潮气量80毫升,如今她完全依靠ECMO维持生命。

难题再一次摆在我们面前。

浙大一院党委书记梁廷波迅速集结方强、周建英、盛吉芳、韩威力、蔡洪流等30多位各学科专家,进行多学科协作诊疗(MDT),反复评估患者病情,制定治疗方案。患者病情恶化主要是新冠肺炎所致,在患者家属知情同意后,将肺移植手术提上日程。术前一系列准备之后,配型成功,希望之光一点点照进黑暗……

3月1日,俞奶奶拟行肺移植手术。

做好充分的术前准备,是现阶段我们能为俞奶奶做的事。感染是肺移植术后的常见并发症。接到手术通知后,有肺移植术后护理经验的高春华护士长指导我们一一落实相关护理措施。四人协作为俞奶奶理发、洗手、洗脚、沐浴;用氯己定消毒湿巾彻底擦拭全身,特别是腋下这些有皱褶的地方;更换气管切开固定带、导管敷料。一套流程下来,1个多小时就过去了。最后是肠道准备,磷酸钠盐灌肠液灌进去,很快有清亮的液体流出来,没有排便,改用大剂量不保留灌肠。请示医生后立马行动,但是管子插不进。高春华想起俞奶奶这几天缓泻剂使用效果不好,肠内营养下已经5天没有排便了。"不会是没有便便吧?"尝试肛管置管却不成功,高春华决定给俞奶奶做个直肠指检。用液状石蜡润滑指尖,指检发现是大便嵌顿。"护士长,小心点,大便里也有新冠病毒。"最终,1千克左右的粪块被抠出。

肺移植科、麻醉科、手术室、重症医学科、体外循环组、超声组等精英团队,历时8个小时,顺利完成肺移植手术。俞奶奶在ECMO支持下平稳转至监护室。术后第二天,俞奶奶的情况急转直下,血氧饱和度下降,胸部CT显示两肺弥漫性渗出、实变、不张,达到"白肺"程度,气道内布满稀薄黄血性水样分泌物。肺移植术后出现了急性排异,我们最不愿意看到的情况还是发生了。院内专家紧急进行MDT,并建议在ECMO支持下进行CT检查,予大剂量糖皮质激素、免疫抑制剂进行抗排异治疗,联合持续肾脏替代疗法进行脱水治疗,同时采用俯卧位通气,促进背段的陷闭肺泡复张。在为期2天的总攻下,血氧饱和度慢慢回升,过山车一样波动的血压逐渐趋于稳定,数十只微量注射泵逐渐减少。肺部情况有了明显的好转,治疗起效了,奋战了两天两夜的我们终于可以缓口气了。而俞奶奶的苏醒,更是为大家注入了一剂强心针。3月6日,俞奶奶成功撤除ECMO。

俞奶奶这一路走来,每天都像在翻山越岭,但我们始终没有放弃,最终迎来希望的曙光。

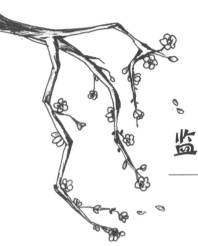

监护室里的"特种兵"
——ECMO护理团队风采

最后一道生命防线

"22号床张晓君(化名),院内专家讨论决定实施体外膜肺氧合(ECMO)治疗,请ECMO小组马上做好准备!"急诊科副主任、ECMO专家李彤干脆利落地下达指令。

"收到!"已经连续工作7小时的ECMO护理团队核心成员叶学胜顾不得防护服里的汗流浃背,立刻开始进行ECMO管路预冲。隔离重症监护室护理小组长兼ECMO护理团队成员高昕马上协助他。这对老搭档配合默契,步调一致。

护理部副主任赵雪红观察到患者张晓君恐惧的眼神,就一直握着她的手耐心地安抚道:"大妈,不要紧张,现在我们要给你做个小手术,给你放两根管子,可以让你的肺得到更好的休息,等肺休息好了,管子就可以拿掉了。在这个过程中,我们会给你用点药,你不会感到痛的。我们这么多医生、护士都在你身边,你放心地睡一觉,等你醒来手术就做好了。"张晓君轻轻地回握了一下赵雪红的手,以示她都明白了。

很快,ECMO团队成员穿戴好防护用品全部到位,设备、用物、药品,一切准备就绪。

12:34,呼吸治疗科副主任浦其斌在可视喉镜的引导下为张晓君行气管插管术。"铺巾! 消毒! 开始穿刺!"随着李彤的一声令下,大家各司其职,分头行动。

12:40,李彤行ECMO置管,选择颈内静脉-股静脉转流模式;叶学胜承担洗手护士的职责,负责台上协助与配合;高昕负责ECMO机器开始运转后的参数调整;祝文婷承担巡回护士的职责,负责台下无菌物品的传递;赵雪红负责监测整个操作过程中反映患者生命体征的曲线和数字;陈丽楠负责用药与记录。

"管路连接完成! 松开管道钳,高昕请开始调转速!"

"500转,1000转,1500转……现在稳定在3400转/分,血流量4.5升/分,空氧混合器氧浓度100%,氧流量4升/分。"整个过程有条不紊,一气呵成,更像是一场教学"表演",总用时只有短短25分钟。

13:50,唤醒患者,神志清,指令动作配合,咳嗽反射强。浦其斌为患者拔除气管插管。祝文婷给患者行经鼻高流量吸氧,氧浓度30%,血氧饱和度100%。

ECMO作为一项高端的生命支持技术,风险系数极大,管理难度极高,在治疗过程中需要随时监测感染、出血等并发症;而新冠肺炎患者的ECMO治疗尚无经验可参考,鲜有文献可借鉴,因此对医护人员技术能力的要求也极高。早在疫情初期,ECMO团队就制定了《新冠肺炎患者ECMO治疗管理预案》,管路预冲、设备调试、附件传递、转流后的观察管理等都按照预定步骤和方案井然有序地进行着。他们深知,这是新冠肺炎危重症患者的最后一道生命防线。

I See You（ICU）——我守护你

在ICU,唯一不出意外的就是"随时都有意外"。尽管ECMO团队设想了在治疗管理过程中可能出现的多种意外情况,但真正遇到时,每次抢救的过程都是惊心动魄的。

"32号床心率、血压突然下降! 需要抢救!"

对讲机里突然传出了急切的呼叫声,正在给21号床患者做宣教的祝文婷来不及跟患者解释一句,转身就奔向32号床。

"心率34次/分,血压74/31mmHg,血氧饱和度82%。"

"文婷,马上检查ECMO转流情况!"同时赶到的护理小组长金佳家立刻进行了分工,"志鹏,做好记录;雯倩,1毫克肾上腺素备用。"

"收到!"

此时正在查房的李彤、赵雪红、叶学胜也赶到了,而监护仪上的数字仍在下降。

"肾上腺素1毫克静推。"李彤立即下达医嘱。

李彤接着说道:"不要慌,患者大剂量使用血管活性药物,循环仍然无法维持,目前考虑更换ECMO转流模式。ECMO小组请准备好用物,按照之前做好的预案一步步来。大家做好准备,不要乱,不要急!"

"收到!"

管路预冲,镇痛镇静,铺巾消毒,穿刺置管,管路连接,V-A模式建立……

"好! 现在V-A模式连接成功,你们听我的指令开始操作。臣侃,你把V-V模式的转速调下来。学胜,你把V-A模式的转速调上去。"

"患者血压上来了！"

正当所有人准备松一口气的时候，"不好，患者血氧饱和度在往下降！"赵雪红盯着监护仪的屏幕急切地说道。

"不行！要改成 V-A-V 模式，这样才能兼顾到循环和氧合。"

"学胜，准备一根连接管，更换模式！"

在李彤的指挥下，每个人在紧张的气氛中有序地完成各自的任务。1 小时后，V-A-V 模式重新转流，循环氧合逐渐趋向平稳，患者从生死线上被拉了回来。看着 ECMO 管路中流动着的血液，望着监护仪屏幕上跳动的生命线，感受着汗水在防护服里肆意地流淌……那一刻，在场每一个人的心里都充满了自豪感。

事在人为

目前，ICU 共有 11 例 ECMO 支持治疗的新冠肺炎危重症患者，他们每次外出检查、紧急手术等，都需要院内转运。危重症患者的病情总是瞬息变化，因转运过程中充满着未知的风险，哪怕一个小小的失误，都可能无法顺利完成转运，甚至有可能酿成大祸。为了让转运更顺畅、更高效、更安全，ICU 的医护人员及ECMO 团队在不同环境下每一次正式转运前都会推着转运床和ECMO 机器进行模拟演练。这一次更不例外，由于电梯内空间有限，因此转运床与 ECMO 机器的位置摆放需要严格定位，赵雪红带着 ECMO 团队成员，经反复演练后，最终确定了转运床与ECMO 机器进出电梯的顺序、两者摆放的角度以及护送人员的站位，一切都要非常精准。在组织转运演练的过程中，赵雪红和ECMO 团队的几位护士又发现了一个新问题：转运时必经处有一个斜坡。转运人员穿着防护服，戴着鞋套，每次经过时，脚下都会打滑，上下坡速度无法控制。放块地毯？摩擦力又太大，导致机器和转运床难以移动。怎么办？赵雪红坚信事在人为，办法总比困难多。很快,她和ECMO团队的护士们想出了一个解决办法——在斜坡上面加一些小木条增加阻力。经测试,该方法可行。就这样,大家的齐心协力最终开辟出了一条快捷、安全的转运路线。目前,共计转运总数34人次,转运总距离29.5千米,转运途中无不良事件发生。

与死神赛跑

"19号床血流动力学不稳定,血红蛋白水平下降明显,需立即行增强CT检查,以明确判断。请马上联系CT室,做好转运准备!"

"收到!"

关闭变温水箱,关闭空氧混合器,移动氧气钢瓶连接氧气管,调节好氧气流量,关闭电源,ECMO机器显示备用电源充足……

"李主任,转运物品准备完毕,CT室已联系好,随时可以出发!"

"好,严格按预案站位,每个人按要求完成自己的任务!"

果然,CT检查结果支持李彤的判断。"院内专家会诊讨论结果认为,该患者后腹膜出血诊断明确,有DSA介入治疗指征,马上准备急诊DSA!"

"收到!"

"导管室已联系好,已准备就绪,转运物品准备已再次检查确认,随时可以出发!"

"好,出发!"

接下来的每一分每一秒,ECMO团队的护士们都感觉在与死神赛跑,时间在不知不觉中流逝。经过4个多小时的团体协作,患者病情终于逐渐平稳。卸下防护服的那一刻,陈臣侃仿佛卸去了一身的疲惫,他看着自己又一次湿透的衣服,笑着说:"我又开始为自己'代盐'了。"

心系患者

在ECMO小组的工作群里,每天都很热闹,随时就患者的病情进行讨论。

"@翟言焕,18号床血流量下降,考虑什么原因啊?"

"@张夏俊,刚开始我检查了ECMO管路位置无移位,管道无抖动,跨膜压也在正常范围。在添加耦合剂后不久,患者出现烦躁,加大镇痛镇静药剂量后效果也不理想,考虑容量问题,遵医嘱给予林格氏液500毫升快速静脉滴注,但效果仍不佳。最后进行床边B超,考虑静脉端管路问题,调整管路刻度后,血流量就逐渐上去了。"

"@陈臣侃,22号床今天康复训练时说一定要等你出现他才放心,我们做了好多思想工作才放心让我们给他做训练。"

"@文婷,22号床今天ECMO撤机了,老太太恢复得不错,说想吃鸡蛋羹呢。"

"@金佳家,哈哈哈,张奶奶太可爱了,前几天我上班时她还拉着我的手一起唠嗑呢,说起了她和她老伴儿的爱情故事。下午我也上班,问问膳食科能不能给她带点过去。"

"@学胜 @高昕,19号床目前各项指标平稳,可以带着ECMO机器坐轮椅进行康复训练了,今天他还和家里人视频了。"

"@学胜 @高昕 @运云,31号床肺移植患者也已脱离ECMO,正在进行呼吸训练,身体情况逐渐好转。"

……

在疫情面前,ECMO团队的护士们不仅仅是救死扶伤的白衣天使,更是监护室里集技术与正能量于一身的"特种兵"。

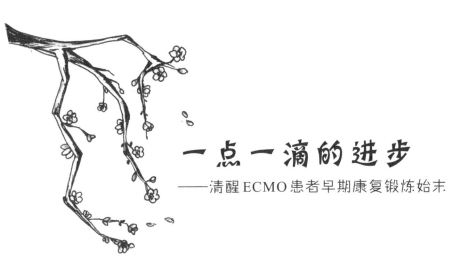

一点一滴的进步

——清醒ECMO患者早期康复锻炼始末

　　大多数ECMO治疗中的患者一般处于中深度镇静镇痛状态中,但对于之江院区隔离重症监护室患者王新(化名),李彤副主任却大胆采用了清醒ECMO配合早期康复训练的治疗方案。一开始,护士对李彤的这一计划,既担忧又期待。担忧王新的配合程度和非计划性拔管的风险,因为ECMO管路一旦意外拔出,将给王新带来致命的伤害;期待不同寻常的治疗方案,也许患者会康复得更快,因为清醒ECMO可以有效避免呼吸机相关并发症和中深度镇静带来的一系列不良反应。

　　王新是隔离重症监护室收治的最年轻的危重型新冠肺炎患者。一个三十几岁的强壮小伙子逐渐被吞噬,从最初的发热咳嗽到胸闷气急,再到呼吸循环衰竭;其肺部影像从部分的磨玻璃样影到双肺变白;治疗从普通的氧疗到高流量吸氧,再到气管插管呼吸机机械通气,最后是ECMO治疗。整个过程只用了10余天,新冠病毒的威力可见一斑。

2月18日晨间MDT会议上,李彤的方案得到领导专家们的认可,护理部赵雪红副主任、高春华护士长和帅琴燕护士长不约而同地选择立即进仓,指导和协助责任护士的工作。因为大家都明白,随后在实行各种康复训练时,王新将要面临多么严峻的挑战,一旦出现意外,所有的治疗将前功尽弃。

　　所有的镇静镇痛药物已于8点前全部停用。唤醒过程中,王新有些躁动,经过耐心地解释和安慰,终于取得了他的配合。我们再次评估了气管插管的拔管指征,确认肺部情况较之前有所好转,血流动力学稳定,咳嗽咳痰能力良好,呼吸机压力支持模式康复训练观察半小时后,拔除气管插管,成功脱离呼吸机。看到王新脱离呼吸机后呼吸和氧合指数尚且稳定,大家终于松了一口气。但是我们的目标不能停留在这个阶段,接下去的康复训练更考验我们的临床技能、应变能力和体力。

　　MDT康复治疗团队由隔离重症监护室医生、责任护士、康复师、ECMO小组成员、呼吸治疗师组成。让王新真正动起来之前我们做了明确的分工:ECMO小组的护士负责ECMO机器和腿部ECMO导管;呼吸治疗师负责头部和颈部的ECMO导管;责任护士负责其他静脉通路和管道监护;主管医生负责观察病情;赵雪红负责统一调度和指挥,高春华和帅琴燕属于机动人员。暴露王新身上所有管道,将管道放置在合适位置,并留有一定的活动余地。此时,王新得知要让他坐起来,既激动又害怕。

　　其实,在场的每个人都非常紧张,大家默契配合,希望他能带着ECMO坐起来。高春华和邵一涵护士先撑起他的背部,发现他一丁点儿力气都没有,只能瘫软在他们身上,依靠他们的力量来支撑。等他靠在床上坐稳后,高春华和帅琴燕再次调整好各种管道和ECMO机器的位置,然后身强力壮的张京臣医生将王新旋转90°。挪好了位置后,陈臣侃接着将王新的双脚放置于床沿下,并在其后背放置好事先准备妥当的床上座椅,再次检查和调整各种导管。

一切准备妥当。护士对王新竖起了大拇指,王新也露出了久违的笑容。此刻坐着的王新,头需要有人扶着才能支撑住。但当王新看到赶来的方强主任时,连忙打招呼,声音微弱到只有将耳朵贴近才能听得到,他用尽力气说了一句:"感谢大家救我一命!"

在我们的鼓励下,王新也十分争气,坚持坐了20分钟。他终于从躺着看世界恢复到坐着看世界了,这对于他来说是巨大的进步。

次日,我们把王新的康复目标升级了,要求他不仅仅是在床上坐着,还要坐到床边轮椅上,然后进行一些耐力训练。跟之前一样,我们早早地做好了分工。今天新加入ECMO小组的"小胖"——男护士陈臣侃给了王新安全感,以至于后面几天,王新必须等到小胖到场才肯起床进行康复训练。调整好各种导管的位置,摆放好轮椅跟床的位置后,帅琴燕负责管理ECMO导管,小胖面向王新将双手放在王新腋下,将他扶起呈站立状,说是扶其实就是抱,赵雪红连忙将轮椅置于王新身后,王新顺势坐下。此时的王新气喘厉害,血氧饱和度也下降到90%以下,心率升到140次/分,监护仪的报警声响个不停,我们立即检查各种导管,"ECMO导管未发生扭转或折叠,转速3000,流速4升,氧气导管未脱落扭转。"听着护士汇报出来的这些参数,大家松了口气。这时王新非常紧张、害怕,大家赶紧暂停一切操作,安抚他的情绪,又适当调整了ECMO的参数。王新的头枕着帅琴燕的手,双脚由小胖的手托着。休息了5分钟后,王新逐渐平静下来,各项指标也慢慢恢复了正常。终于轮到脚踏自行车上场了,小胖将王新的双脚安置于踏板上,王新随着我们的口令踩起来,从缓慢的"1,2,3……"开始,慢慢加速。按李彤的指示,要求王新心率达到145次/分左右后坚持3~5分钟。王新超级配合,竭尽全力,终于坚持了10分钟,完成了当天的康复训练目标。康复训练完成后,我们按部就班地检查并安置各种导管,不敢有一丝疏忽,终于又将王新安全地安置在了病床上。

虽然整个过程只有20多分钟,但我们每个人都大汗淋漓,尤其是小胖,透过护目镜都能看到他的额头满布了豆大的汗珠,眼罩边缘的汗水顺势往下流。

"想喝粥。"王新这一句话让大家一阵欣喜。高春华捧来了热腾腾的瘦肉虾仁青菜粥,一小勺一小勺地喂给王新。他能够进食,是对大家这段时间辛苦工作的肯定。

接下来几天,王新继续做着康复训练,从最初20分钟逐渐延长到1个小时。王新的病情在一天一天地好转,体能也在一天一天地恢复。

2月26日,王新成功脱离ECMO。后续的康复训练变得安全多了,训练内容也丰富起来。他说:"我是不幸中的大幸,虽不幸感染上新冠肺炎,但有幸遇到了你们……才有今天的我。"

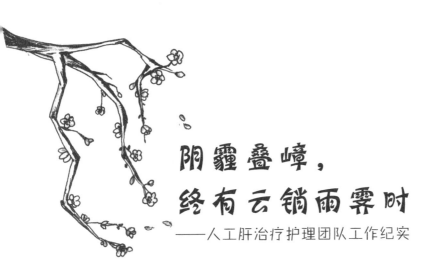

阴霾叠嶂，
终有云销雨霁时
——人工肝治疗护理团队工作纪实

"你现在发烧、胸闷、气急、呼吸困难，这个时候，我们不仅要处理病毒，还要把过量的炎症因子从血液中清除掉。人工肝治疗就是清除血液中炎症因子的有效治疗手段。"

在隔离重症监护室，38号床陈立（化名）是一名常年在外经商、春节回杭的患者，由于隔离，他已经好久没见到亲人了，也对自己的病情产生了焦虑的情绪，对治疗也有一些顾虑。人工肝中心副护士长章华芬耐心地和他讲解人工肝治疗原理，以及人工肝治疗前的健康教育。

"听你这么一说，我懂了，那你们赶紧给我做吧，我会好好配合的。我希望我能快点好起来！"陈立说。

"好的，我们医院的专家团队根据您的病情讨论并制定了人工肝治疗方案。我们也希望您能早日康复！"章华芬笑着回答。

早在两天前，根据新型冠状病毒肺炎危重症患者病情的多学科协作诊疗（MDT）意见，实施人工肝治疗方案。护理部王华芬主任立即通知章华芬，让她赶紧安排护士进驻之江院区。考虑到这次任务情况复杂、工作艰巨、疾病传染性强，章华芬决定还是自己先顶上。陈立的血液检查显示，白介素-6浓度高达88.65pg/mL（正常范围为0～6.61pg/mL），可以确认他处于细胞因子风暴早期。但他对自己闻所未闻的人工肝技术充满了疑虑，并有一些排斥，好在谙熟心理护理的章华芬及时与他进行了有效沟通，终于得到了他的认可和信任。

随着危重病例快速增加，护理部先后增调了范秦台、潘晓和陈君三位护士加入人工肝治疗护理团队。每天，她们先参加医院MDT会议，听取专家关于统筹治疗安排及人工肝治疗的意见；然后，**初步评估**治疗患者，根据拟定的治疗模式，准备治疗用物；进隔离病房前，做好个人准备；进入隔离区后，**再次现场评估患者即时病情**，包括患者的症状、体征、过敏史、血糖水平、凝血功能、氧疗情况、气管插管患者的药物镇静状态、清醒患者的心理状态以及人工肝导管情况。

25号床气管插管的患者需要进行血浆置换联合血液灌流，潘晓根据治疗模式安装对应的治疗管路，预冲，确保整套管路内无空气；上机时，启动血泵，建立患者与人工肝治疗仪器的体外连接及循环，暗红色的血液从人工肝置管引出端引出，流经管路，通过回流端流回患者体内。章华芬确认体外循环稳定后，按照所拟定的计划调节血液流速和各项治疗参数，并根据各治疗压力值调整抗凝剂用量，确保人工肝治疗安全、有效。疫情期间不能开空调，因此在整个治疗过程中，潘晓和范秦台都会特别关注患者肢端的温度，做好保暖工作。结束治疗的**下机程序也需要严格执行无菌**

操作,分离管路、消毒端口,采用液体+重力组合回收法做好血液回收,然后进行人工肝留置导管的封管和包扎,并按新冠病毒感染防控要求处理医疗废物和治疗仪器。在整个治疗过程中,护士们都会密切观察并记录患者的病情变化和治疗的各项参数。每次治疗结束后,她们还需要完善人工肝治疗护理记录,并与病区护士做好床边交接班,指导其做好间歇期护理(指两次人工肝治疗间歇期间的护理),如迟发型并发症的观察和处理、人工肝留置导管和拔管护理;关注治疗前后的监测结果比对,及时告知患者好转的消息,增强他们对治愈的信心等。

"这次治疗完就结束了? 我还想再做一次呢,身体感觉越来越好了。"在第三次人工肝治疗时,陈立对章华芬说道。

经过3次人工肝治疗,陈立体内的白介素-6降到6.67pg/mL,呼吸困难明显缓解,血氧饱和度稳定在96%以上,他对人工肝治疗从心存顾虑到认可,再到期待,这是对人工肝治疗效果的肯定。

险途漫漫,终有一归;阴霾叠嶂,终有云销雨霁时。

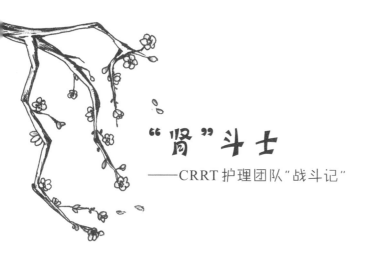

"肾"斗士
——CRRT护理团队"战斗记"

在疫情初期,医院连续性肾脏替代治疗(CRRT)专科护理团队的护士们已在肾脏病中心科护士长袁静的带领下严阵以待。

由地区医院转至之江院区隔离重症监护室的一名新冠肺炎危重症患者,病程进展快,先后出现了呼吸衰竭、肝功能衰竭、肾衰竭等多器官功能衰竭。在生命垂危关头,医疗组经评估后,确定采用连续性静–静脉血液滤过(CVVH)模式对其进行治疗。

CRRT专科护理团队的代楠楠、蒋士亮、闫莹等护士一行穿好防护服后在镜子前转圈,从各个角度再看一眼镜中的自己,最后互相检查防护装备。"妥!""加油!""加油!"他们隔着护目镜对视,互相鼓劲儿。因为他们都明白,从此刻开始,进入隔离区后,每一秒都需要他们打起十二分精神。

隔离重症监护室里几乎每张病床边上都配备一台超滤机。大伙儿都喜欢把一人高的绿色超滤机称作"小绿"。王微娜副护士长带领大家一一查看每位患者体外循环导管的连接情况，这一步至关重要。CRRT专科护理团队每天的工作是从核对治疗参数及检查体外循环导管连接的紧密性开始的。当新冠肺炎重症患者出现呼吸衰竭，需要及时进行机械通气治疗，且有相当一部分患者则需要进行体外膜肺氧合（ECMO）治疗。**在进行ECMO治疗时，需要将CRRT的血路循环整入ECMO循环中。但是，ECMO的血流速度快（3000～4000mL/min），而"小绿"的血流速度才200mL/min。从如此高压的循环内将血液引出，然后接入小绿内，必须双人确定连接处紧密、牢固，然后启动血泵，最后释放血夹，开始治疗！**这个操作需要护士技术熟练，做到眼到、手到、心到，才能掌控全局。代楠楠和蒋士亮在确认三通阀门的方向后，将连接口拧了又拧，以确保连接口固定稳妥。王微娜再三强调，交接工作必须严谨、仔细。

在呼吸机维持、CVVH持续治疗下，这位新冠肺炎危重症患者还是出现了氧合指数下降、血流动力学不稳定、乳酸水平急剧上升及感染性休克等症状，生命危在旦夕。各种监护仪器报警声此起彼伏。经医疗组MDT后，CRRT专科护理团队立即根据医嘱将治疗模式改为连续性静-静脉血液透析滤过（CVVHDF），以加大乳酸的清除。抗凝对于体外循环至关重要。维持体外循环顺畅运行的同时避免发生出血并发症，是CRRT专科团队的共同目标。护士们虽身经百战，但面对这位多器官功能衰竭、凝血功能障碍的新冠肺炎危重症患者，在抗凝时，依然如履薄冰。ECMO虽可以进行小剂量肝素钠抗凝，但ECMO的血流速度快，而"小绿"的血流速度相对较慢，那么如何使CRRT的抗凝效果与ECMO保持一致？这是一个难题。医疗组及时对患者病情、各项指标进行综合评估并分析影响后，决定采用枸橼酸钠体外局部抗凝。虽然局部抗凝对人体的凝血功能影响较小，但CRRT专科护理团队考虑到个体对枸橼酸钠的代谢速度不同,所以给予个体化的抗凝剂量。**血气分析每4小时监测一次,及时关注血气分析结果并及时汇报,随时调整枸橼酸钠和拮抗剂的剂量,密切观察机器的各项压力指标及体外循环管路是否通畅**······这些都需要护士具备扎实的专业知识和过硬的操作技能。

在护士们的严密观察下,这位患者的体外循环有条不紊地进行着。就在大家以为可以松一口气的时候,"小绿"突然红灯闪烁,报警声响起,显示"空气报警"。

"这不是一般的空气报警!"王微娜的职业警觉提醒自己。

她立即检查,发现"小绿"的跨膜压上升,过滤器内血液颜色较前略深,管路内血液轻微分层,暂无血凝块,但有凝血迹象。于是,当机立断:更换配套管路!随后,再次进行检查,各项指标均运行正常。"小绿"终于安静下来,心电监护显示患者各项指标稳定,大家终于松了口气。

经过各团队几个昼夜的共同奋战,这位患者体内的乳酸水平恢复正常,血气分析的其他指标也都趋于正常,血压稳定。这对坚守在一线的护理人员而言,之前所做的每一步操作都为后续治疗打下了坚实的基础。

"血透室老师,31号床要床边锻炼,帮我检查下管路。"

"何佳姐姐,11号床要外出检查,帮我下机。"

"柳倩老师,麻烦您帮忙协助患者翻身,他需要俯卧位锻炼。"

······

各种需求接踵而来,CRRT专科护理团队的何佳、毛卓英、杨林燕、黄忠平、莫颖鑫、亢利利、张柳倩、张杭杰等护士这几日忙得不可开交——上机,下机,不断重复;巡视机器,处理各种报警,一遍又一遍;过程繁琐,事无巨细。在大伙儿的心里,目标只有一个——确保CRRT治疗安全、顺畅、有效地运行。

这位全身插满各种导管的肺移植患者正在康复师、监护室护士的协助下进行康复训练,以防发生静脉血栓栓塞症(VTE)。王娟明显感觉到,在患者活动幅度增大的情况下,确保管路通畅及机器正常运行的操作难度也在不断增加。在协助患者进行体位变换、训练时,王娟总要关切地询问患者的舒适度和主诉,全程用手固定体外循环管路,防止管路滑脱、扭曲、受压。

置换液是超滤患者的生命源泉,监护室每天需要100多袋,重达400多千克。发药时,CRRT专科护理团队的曹鸣东、杨琼惠、胡炯、陈聪、叶雪萍等护士又兼任"搬运工",他们身着闷热的防护服,将置换液从病区门口搬运至病床边,不一会儿全身上下已被汗水浸透。除此之外,他们还需要定时为自己分管的患者更换置换液。因为置换液在机器的下方,每次更换都需要他们蹲下或弯腰。"今天我又被青春撞了腰!""我的老腰啊!"CRRT专科护理团队的刘幸福、韩国萍打趣道。

CRRT资深护士俞伟萍说,有位大叔本身就是一名维持性透析患者,基础疾病多,抵抗力差,这次又不幸感染了新冠病毒。从大叔入院开始,"小绿"陪伴着他度过了一个又一个难关。出院那天,大叔说以后的透析治疗就交给浙大一院的血液净化中心了。看着大叔脸上的笑容,一种被患者信任的幸福感油然而生。

"能用众力,则无敌于天下矣;能用众智,则无畏于圣人矣。"众志成城,抗"疫"到底,可敬可爱的浙一"肾"斗士们,好样的!

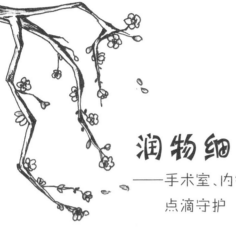

润物细无声

——手术室、内镜中心、消毒供应中心护理团队的点滴守护

抗"疫"一线的大部队由一支支小分队组成,其中专科专岗护士小分队,他们操作着不同的仪器,用又精又专的护理技术在不同的战线上迎战"疫魔",为前线保驾护航,成为本次战"疫"中不可或缺的战斗小分队。

新生与重生——手术室团队

在疫情初期,手术室王莺副护士长就着手组建人员梯队,一队、二队,甚至组到六队,所有小队建设都是老、中、青三代结合,每队有洗手护士1名、室内巡回护士1～2名、缓冲区巡回护士1名,以及室外保障人员1～2名。如此,可以胜任任何手术。由于此次新冠肺炎患者救治在新院区之江院区,新手术间紧急启用,设备和材料都需要从庆春院区转运过去。在春节期间,后勤保障组的成员放弃休假，与护士长一起着手准备手术物品。手术前，大家把整个流程模拟了几十遍，哪个环节存在缺陷，哪个材料没有落实，在一次次的预演中逐步完善，最终定下流程，确保万无一失。

2月8日元宵节，孕36周的准妈妈在胎心监测时发现宫内窘迫，需要紧急行剖宫产手术，以确保大人和胎儿的安全。疫情即是战情，得知消息的王莺和马贻芳、孙新星以及第一小队中的陈晗倩、张敏、陈竹立即赶赴之江院区手术室。10∶20，一声响亮的哭声响彻第一手术间，浙江省首例新冠肺炎患者剖宫产诞下的男婴，取名"小汤圆"。这哭声是如此的天籁，如此的美妙；这哭声冲散了大半个月来笼罩在这世间的阴霾，也吹响了手术室抗"疫"的新号角。

如果说"小汤圆"是新生，那么肺移植手术就是重生。肺是新冠病毒侵蚀的主要器官。如果患者存在急性呼吸窘迫综合征、脓毒血症休克、难以纠正的代谢性酸中毒、凝血功能障碍以及多器官功能衰竭，病情持续恶化。**肺移植，是最后的希望。**

肺移植手术的平均时长有10小时，医护人员穿戴着闷热的防护装备，**进行麻醉、开胸、建立体外循环、切除病肺、移植新肺、吻合气管和血管、恢复体内循环、止血、关胸等**，经受着技术与能力、体力与耐力的多重考验。手术配合难度大，护理工作也有着常人难以想象的艰辛。

第二台肺移植手术患者血红蛋白水平低、存在凝血功能障碍等，术中出血、渗血较多，甚至发生心搏骤停。关键时刻，经验和能力就是实力。凭着多年的急救经验，巡回护士陈竹、吴琦协助韩威力主任肺移植手术团队将这些问题一一化解。洗手护士郑晨配合手术医生的动作，将阻断钳、血管钳、4-0滑线、5-0滑线等准确无误地传递到手术医生手中。右肺取下，右肺移植成功，开放；左肺取下，左肺移植成功，开放；ECMO模式转换成功；纤维支气管镜检查支气管正常;心脏B超检查正常。至此,一波三折的肺移植手术终于完成了。

手术结束后,患者安全返回重症监护室,而手术室的护理工作并没有结束。深夜,几个单薄的身影,清理着这片没有硝烟的战场,处理手术器械、仪器设备、医疗垃圾、手术间环境……待一切处置妥当后,他们才能离开。

逆有勇谋,"镜"无止境——内镜护士团队

为了应对疫情,内镜中心护士长顾青对消化内镜、支气管镜等内镜部门按院感诊治要求,对检查流程、严密防控、严格消毒等方面进行讨论整改,制定周密的方案,严阵以待。

消化内镜室

"喂,内镜值班,这里是隔离重症监护室,3号床消化道出血患者现在突然开始解鲜血便,需要急诊床边肠镜检查止血。"

"你好,内镜值班,隔离重症监护室26号床消化道出血,胃管内有暗红色液体,需要急诊床边胃镜检查止血。"

"你好,内镜值班,隔离重症监护室有两位重症患者需要放置空肠营养管。"

"收到,我们马上赶到!"

值班手机不断响起。吴昕和陈祥两位护士在兼顾监护室和发热门诊工作的同时,随时待命紧急内镜治疗工作。

为重症患者放置空肠营养管可以增加营养,提高免疫力,防止反流和误吸,预防呼吸机相关性肺炎的发生。整个操作有条不紊:调试好胃镜;胃镜进镜至十二指肠降部;将置有导丝的营养管经活检孔道进至十二指肠降部以下;用无菌生理盐水的纱布包绕导丝退10厘米;继续进营养管20厘米左右;边退镜边进营养管,

营养管与十二指肠相对静止，胃镜退出体外。导丝呈"U"形，从口腔插入抵住咽后壁，从鼻腔插入导引管，钓鱼法勾出导引管，然后营养管穿入导引管，从鼻腔引出，妥善固定。至此，成功完成患者空肠营养管置管。

26号床患者，胃体小弯后壁溃疡出血甚是凶猛，内镜视野不清，如果不能及时止血，后果不堪设想。陈祥配合陈文果医生，立即冲水、出钛夹、预夹、夹闭……有条不紊，稳中求快，终于成功止血。陈医生对陈祥说："有你在，我安心很多。"

吴昕和陈祥在隔离重症监护室共参与完成了38次内镜治疗：内镜下止血、内镜下空肠营养管置入、小肠镜下止血等。病情紧急，操作高危，然手法娴熟，技术专业，他们用实际行动提交了一份令人满意的答卷。

肝胆胰外科介入中心

隔离重症监护室收治了1位新冠肺炎患者。患者多器官功能不全，并发胆道感染性休克，情况紧急，既往有肝移植手术史，经多学科协作诊疗后须立即行经内镜逆行胰胆管造影（ERCP）治疗。肝胆胰外科介入中心内镜专科护士应华杰通过电话了解病情后，跟医生确认治疗方式，准备相应物品，赴之江院区介入室。

考虑到患者携带的导管比较多，应华杰迅速调整各类仪器的位置，合理安置各个机位以便操作有序进行。整个操作过程需要在C臂机X线显影下进行，所有参与人员都要在防护服外穿上十几千克重的铅衣，外层加套隔离衣，戴上正压面罩。这一身笨重闷热的防护装备，需要他对操作把控更细致。

ERCP是内镜诊疗技术中操作难度较高的技术之一，护理配合的默契程度直接关系着操作的顺利与否。胆大心细的应华杰首先用导丝固定空肠营养管,用纱布包住鼻腔后缓慢地拔出胃管,有效地防止了胃液溅出。手术医生将十二指肠镜放入口腔时,应华杰及时固定气管插管和空肠营养管,防止因牵拉导致管道滑脱,同时将患者头部尽可能偏向左侧,便于医生进镜。在操作过程中,患者的胆汁、胃液等体液飞溅的"袭击"随时可能发生,应华杰提醒医生用纱布堵住十二指肠镜活检孔道。术中熟练的配合医生进行附件交换,交换过程轻柔,减少液体的飞溅,退镜后立即用0.23%过氧乙酸溶液擦拭镜外表面,床边预处理后装袋扎紧密封袋口放入密闭标本箱内。手消毒后更换外层手套,固定鼻胆管和空肠营养管,完成转运、交接、记录……

至今,在我院多团队医护人员的精心治疗和护理下,这位患者已转危为安,胆道感染得到有效控制。

支气管镜室

"23号床新冠肺炎患者,考虑气管出血引起了左主支气管血块的堵塞,导致左全肺不张,需要气管镜治疗。"

"血块堵牢了左主支气管,气管镜已经完全无法吸出,我们现在只能靠活检钳把血块一点一点地钳出来了。"情况比预想的还要糟糕。

支气管镜室专岗护士王杭芳和王杰医生严密配合,用活检钳反复夹取气管内的血凝块。随着时间一分一秒流逝,左侧支气管第二隆突出现了。大家一阵开心,说明方法有效,已经成功了一半,但仍不敢有一丝放松。经过四个多小时的奋斗,患者左侧支气管终于完全显露了,通畅了。由于操作时间较长,长期保持一个姿势,王杭芳肩周炎复发了,左肩部麻木,疼痛加剧,但为了操作能顺利进行,她咬牙坚持到最后。

支气管镜就像医生的"第三只眼",是呼吸道疾病诊断和治疗的重要手段,支气管镜室专岗护士用专业的操作技术,在这个小舞台上发光发热,助力生命自由呼吸。

抗"疫"战线上的"守卫者"——消毒供应中心团队

消毒供应中心是全院无菌物品的"家"。为了确保"粮草"能安全及时供应,让前线的白衣战士安心战"疫",他们在幕后默默"守卫"着。

"消毒供应中心,ICU的纤维支气管镜有个患者要用!""好的,我们加急处理了,很快就能取用,请放心!"

"消毒供应中心,我们有一批被污染器械要处理!"

"收到!"

……

这番忙碌的景象就是消毒供应中心的工作常态。消毒供应中心承担着全院所有复用医疗器械的清洗、包装、灭菌以及无菌物品的供应工作。疫情期间,之江院区所有新冠肺炎患者使用过的复用器械和前线医护人员的防护用具,最终也都会集中回收到消毒供应中心处理。这些器械表面残留着的患者体液、血液,还有在清洗时难免会产生的气溶胶,都是导致感染的高危因素。与一线医护人员一样,消毒供应中心护士上岗前要接受严格的培训和考核,"全副武装"下处理器械要比平时花费更多时间,对精密器械的处理更是困难重重。比如纤维支气管镜的使用频率很高,有时候一天要处理十余根,**处理时要用特制的细软毛刷从很小的进水孔插入刷洗,然后要进行灌流、酶洗和漂洗,每个步骤都要反复3~5次**。整个过程需要护士操作非常精准且轻柔。防护用品紧张,医护人员使用的护目镜、防护面屏、正压头罩等防护装备不断地送到消毒供应中心。莫军军护士长带领护理团队反复实践,终于找到了与各种材质、结构相匹配的处理方法，确保消毒效果的同时尽可能不损伤防护装备。消毒供应中心护士凭借扎实的专业技能和良好的心理素质完成任务，切实保障临床器械的循环供给并保证灭菌质量，杜绝院内感染。

白衣战士奋勇抗"疫"、默默奉献，在各自的护理岗位上用专业的操作技术，为整个护理团队分担着、奋斗着、坚守着！

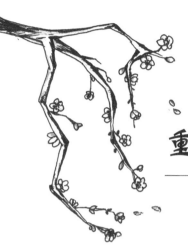

重沐阳光，再闻花香

——随访护理团队为患者保驾护航

　　随着疫情的控制，一批又一批新冠肺炎患者治愈出院，护理团队对全部治愈出院的患者进行跟踪随访和健康管理，以帮助患者实现回归社会，重享正常生活的终极目标。

　　圆女士是家里第一个被确诊的人，之后她的配偶、同事也相继被确诊，因此她产生了深深的罪恶感。当她得知病毒检测结果呈阴性，经专家组讨论符合出院指标，可办理出院的时候，她的情绪如决堤江水迸发而出。

　　"什么情况啊？出去要传染给别人的呀，这太儿戏了。我是不会出去的，我已经害得家人和同事被感染了，我不能再回去害人了。"

　　"我宁愿自己死，也不要出去害人。"

　　如果说这些只是患者的罪恶感在作祟，那接下来这番话震惊了在场的每一位医护人员。

　　"你们这几天没给我做过任何检查，拿什么证明我可以出院啦？你们可以不给我治疗，但我肯定是不会出院的。"

因为突发的疫情，圆女士患病期间出现了恐惧、焦虑等情绪，过分紧张、担忧，以致她根本不相信自己能出院了。

于是，护理团队耐心地给她做了详细的解释。"你每天都有留取痰标本和大便标本，我们每天查房也都会告知你病情进展或恢复情况，也检查了肺部 CT。"然后通过调取电子病历里精确到秒的标本送检记录、检查报告结果，让她相信自己确实每天都在做检查，痰检连续 4 天都是阴性。同室病友也来作证并安抚她，让她相信医生护士确实每天都来查房。俞伶护士长告诉她："我们对每一位病人都是密切关注的。我理解你的心情，但请相信我们医院的实力和态度，这是我们通过顶级专家团多次讨论后慎重决定的。"

有人说："你们为她付出那么多，她却全盘否定的时候，你们不生气吗？"护理团队答："不会，因为懂得。"

是啊，懂得。懂她被病毒攻击的身体感受，懂她被内疚恐惧淹没的情绪，不忍苛责，只想尽我们所能，给她温暖，给她帮助。

真心是可以换来真心的。在圆女士顺利出院的当天晚上，她发来信息："感谢浙一所有的医生和护士对我的精心照顾，虽然看不清你们的脸，但我记住了你们温暖的声音，是你们的声音给我力量，是你们所做的点点滴滴，驱散了我心中的恐惧。出院后，我会回报社会，尽自己的力量，帮助有需要的人。如果身体条件允许，我愿意捐献血浆，愿意奔赴疫区医院，做一名工友，用自己的亲身经历，帮助、开导那些还在救治中的病人，给他们勇气和鼓励，帮助他们早日康复回家。"

恐惧、内疚、担忧不只袭击了圆女士，也弥散在其他治愈出院的患者中。出院一周复诊时，有害怕复阳的忐忑；出院两周从隔离点回归家庭，有对邻居、社区、亲朋好友是否接纳自己的担忧。为了给出院患者提供持续的专业指导,给予他们帮助,让他们有安全感,护理团队特意组建了不同批次出院患者的随访群。随访内容包括康复训练的监督指导、常见问题的答疑,也有病友之间的互动。

为提高出院患者康复训练的正确性,**随访团队在出院前就开始指导患者做康复训练。从坐站训练后生命体征的监测,到呼吸训练器的使用,逐一示范讲解。**我院收治的重症患者以老年患者为多,为了保证教学效果,**护理团队精心录制了呼吸训练、运动训练、出院注意事项的视频发到患者及家属的手机上,方便他们随时能模仿训练。**居家康复训练时,患者提出的具体问题,随访团队也会及时在群里逐一解答。

有位奶奶,出院后已有一个月,在群里说很想在家里带孙子,但又担心自己仍携带病毒,她很困惑。俞伶告诉她:"从医学的角度讲,您出院后经多次病毒核酸复查均是阴性,再则您的身体里已有足够的抗体,所以不用担忧。"并现身说法安慰她说:"比如我们在这里上班,出仓后还需隔离两周,再回小区或许也要面对社区、邻居的顾虑,虽然经过多次核酸检测是阴性,但我们仍自觉戴好口罩,让对方拥有更多的安全感。"奶奶看完解答,疑惑解开了,终于放心地含饴弄孙了。

随访群内的问题接踵而来,有人凌晨在群里发消息说睡不好,也有人问什么锻炼方式最适合康复……护士都会一一耐心解答。随着疾病的康复,患者关心的还有营养问题。于是,随访团队又联系康复师、中医师、营养师等,根据每个患者所处康复期阶段的不同,为他们制定食谱。食谱发出,很受欢迎。

每到规定的随访日,在随访及康复训练门诊,随访护理团队井然有序地进行着各项工作,**护士会提前了解清楚患者的车牌号,以便安排车位;根据是否已过14天隔离期,规划路线,专人引导,落实医学隔离规范;为他们联系中医科与精神卫生科的医生;以**

Teach-Back（追溯、核查）的方式，检验患者出院后的康复训练质量。

每当患者一个月后笑逐颜开地重回随访门诊并顺利完成各种康复测试，随访护理团队的每一位成员都发自内心的高兴。她们觉得自己的每一分努力都是值得的。徐婷护士说："没有什么比这样的结果更治愈人心了。新冠肺炎的康复训练没有现成经验可借鉴，患者出院后仍会遇到太多不懂的问题需要解答。我们需要根据患者情况，以最快的速度制定行之有效的康复方案。随访很有必要！"

患者很感谢随访护理团队认真工作，而他们的感激之情也贯彻到了实际行动中。俞伶在随访群里建议康复者捐献血浆，患者们几乎一呼百应。有患者说："你们是专家，我们听你们的。"也有患者说："你们救了我们的命，我们捐点血浆理所应当。"还有患者在捐献后两周，又主动问俞伶："我是不是可以再捐一次？"投之以桃，报之以李。

2020年3月16日，之江院区确诊病房最后一名患者出院。俞伶站在之江院区3号楼7楼的内走廊上，看着无人的走廊和紧闭的房门，窗外的夕阳余晖洒落进来，眼前的一切像是镀了层金色的纱，有点不真实的美好。

此刻，她的手机铃声响起，是康复患者的咨询电话……

患者治愈出院并不意味着护理工作的结束，让他们身心全面康复，回归社会，重享正常的生活，是护理团队的终极目标。如今，患者们都进入康复阶段或已回归社会，大家的目标很快就要实现了。

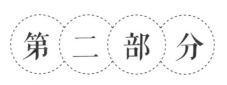

第二部分

奔赴荆楚

星星点灯，照亮江城

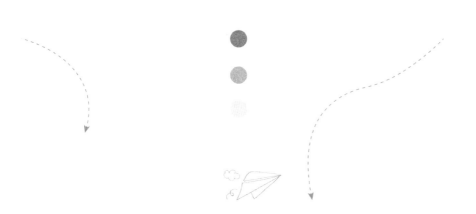

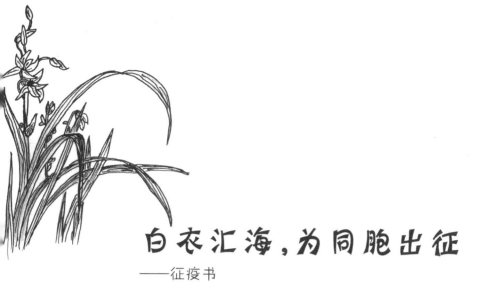

白衣汇海，为同胞出征

——征疫书

猎猎战旗，迎风翻卷。浙江大学医学院附属第一医院响应国家号召，派出140人编入浙江省第四批援助武汉医疗队，于2月14日启程，整建制接管华中科技大学同济医学院附属协和医院肿瘤中心的一个重症病区。

浙大一院重症监护室男护士滕耀华，就是其中一名白衣战士。在抵达武汉战斗的第三天，他写下了一份铿锵有力的《征疫书》。

征疫书

时庚子新年初，江城忽闻大疫，

不日即传国内上下，人心浮动，踌躇不安。

浙一自此上措下达而不滞，

下智上行而不臃，

遵政布法，调兵遣将，筹物备资，

无一不充足，无一不精良，

无一不尽心尽力，

只为一城,武汉。

闲时静中细思,

或可告文一篇勉益前线诸君,

恭添些许薄力,以培精神。

行医者,不过万物渺渺一尘沙也,

生亦为人,昼行一处,

日食三餐,寝仅一榻尔,

何异之有?

同数十寒暑须臾而过,

所行之道却悖天地生死之终归。

现面国疫,为胞族争生死夺光阴,

竭力为之但求贯彻一生之通达。

奈何时坚日苦,

医者才力之所能及者不过鸿蒙之一粟尔。

正因如此,

历此疫情方知吾辈所历者短,

遇病痛忧患方知人命需怜。

应趁此时,

以白衣鼓荡斯世之善机,

以挽国内胞族之生机。

借春日将发之盎然,

以撑浙一救世之脊梁。

古语曾云:

天下事未有不艰苦中得来而可久可大者也。

浙一诸君,此时正宜奋力拼搏,并肩作战,

白衣汇海,莫问收获,只求耕耘。

心胸坦荡,虽逆境亦能畅舒天怀!

天地或可行疫以戮人心，
但天地不能夺医者之仁心。
医者行事，
论生死不论利害，
论成败不论逆顺，
志坚意存，气亦随之，气之所在，
天地疫情亦能败之！
情止于笔，与君共勉，
此心光明，亦复何言！

浙大一院滕耀华
书于 2 月 16 日

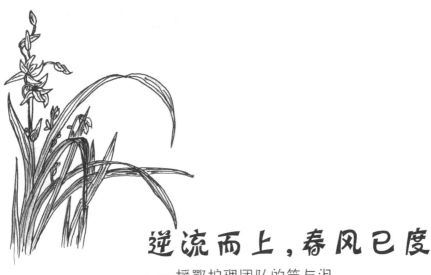

逆流而上，春风已度

——援鄂护理团队的笑与泪

庚子除夕夜，时钟刚过零点，刘烨和马青娜同时接到了医院的通知——准备出发驰援武汉。从主动请缨至接到通知，不到24小时。那时的她们尚不知，这将是怎样一段跌宕起伏而又波澜壮阔的特殊经历。大年初一，她们告别家人，出征武汉，开启了难忘的抗"疫"征途。她们也是浙江省最早进驻武汉的驰援力量。

在武汉市第四医院古田院区，刘烨受任为19楼病区的护理组组长，分管33张床位及45位来自30家医院的护理人员。马青娜则在该院区的20楼开展自己的临床护理工作。

黄沙百战穿金甲，不破楼兰终不还

初到武汉市第四医院，刘烨立即巡查了病房的布局，也在第一时间目睹了战场的残酷一面。

时间紧迫，刻不容缓！刘烨组织护理小组长即刻展开行动：**根据新冠病毒飞沫传播和接触传播的**

特点设置相应的区域及各种标识提醒，指导队员明确自己的职责及每个房间的注意事项；保证每个区域设施及物品齐全，根据"6S"管理模式放置各类物品并做好明显标识；根据物品的类别制定核查表，每班进行检查、补充；制定与武汉当地医院相匹配又切实可行的护理制度、工作职责和工作流程；在保障患者安全的基础上，尽量简化护理流程，降低护理工作量，并每晚讨论、修改；实施六班制，4小时一班轮换；在确保护理质量的前提下，合理安排护理人员休息，保证他们的体力和健康，避免过度劳累，做好打持久战的准备；规范防护用品穿脱流程，在清洁区穿戴防护用品时严格把关，盯紧环节，有差错或疏漏则当场予以纠正或补救，每位医护人员在院感专家检查无误后方可进入污染区开展工作；制订详细的技能培训计划，结合疫情和当地医院实际，组织医护人员参加新型冠状病毒肺炎防控方案、感染患者心理护理、防护用品穿脱等方面的培训，部分队员则通过观看拍摄的视频学习；建立多项应急预案流程，防止突发事件发生，包括污染防护服撕裂，患者非计划离院，患者进入非污染区，医务人员遇袭或突发不适晕倒在污染区，污染区内仪器、设备及其他物品损坏维修，紧急物资不足，医务人员发生针刺伤等；制作流程图并张贴于病房内和清洁区，在污染区和清洁区分别使用各区内配备的工作手机拍摄应急流程视频供队员学习，提升医护人员的应急处置能力……同时她强调，医护人员要重视每位患者的心理状况，帮助他们走出恐惧，摆脱绝望。

功夫不负有心人，19楼病区的工作逐渐步入正轨。为了响应国家应收尽收的号召，医疗队很快又接管了18楼病区，刘烨肩上的担子更重了。人员紧缺、护士工作繁重、患者病情危重、物资需求大……一个个难题再一次摆在面前，但她始终保持坚定的意志，鼓励自己要以勇者的姿态面对一切。在武汉市第四医院抗"疫"一线工作中，刘烨带领的团队运行模式良好，不仅有序开展护理工作,而且尽可能给予患者人文关怀,从而高质量地完成了本次任务。截至3月17日,刘烨和她的团队在确保医护人员零感染的基础上,共收治患者293名,治愈出院252名。

春风化雨总关情,润物无声盼春来

武汉市第四医院古田院区收治的基本上是这次疫情中首批被传染的患者。这些患者发病进展快,抢救难度大,但是马青娜始终以积极、乐观的心态从容面对。

元宵节那天,马青娜抽时间给分管的每位患者折了一只千纸鹤,上面写着"早日康复"。病房里的叔叔阿姨们虽然戴着口罩,但马青娜可以感受到他们个个笑靥如花。也就在那天,第一位治愈患者康复出院。临走前,他与大家合影,并深深地向医护人员鞠了一躬,说大恩不言谢。马青娜听了鼻子发酸。

马青娜分管的病房里有一个执拗的要喝饮料的爷爷。这位被确诊新冠肺炎的爷爷已经85岁,是一位地地道道的武汉人。他讲的方言,马青娜不太听得懂,老人自己还有点耳聋,所以有时候交流起来比较困难。爷爷性格有些固执,就是不愿挂点滴,觉得挂点滴不舒服,每次趁护士不注意,他就自己把针拔掉;没一会儿,他又自己下床溜达去了。

那天班上,见爷爷老不喝水,马青娜就叮嘱他一定要喝水。爷爷就说,这水太冷,那水太烫,嘴里嘟囔着想喝饮料。

"我正好找到一瓶饮料,拿给他,他没几口就喝完了。你说谁想得到,这么一位老爷子也喜欢喝饮料啊!"马青娜说:"后来我给他家属打电话才知道,爷爷平时在家也喜欢喝这种饮料。"

这天,马青娜戴着三层手套,给爷爷打了5次针。"难度其实挺大的,但是后来想想吧,也就一点也不生气了,老爷子挺可爱的。现在病情也比较稳定。"事后,马青娜轻描淡写地说道。

此外，马青娜也是队伍中的开心果，她乐观、积极。除工作外，休息时她还会去帮忙分发物资；跟随领导外出采购物资；遇有队员过生日，她还主动为他们煎蛋、做长寿面。

　　困境中，大家一起经历过、奋斗过，就会产生真挚的感情。工作中，马青娜结交了许多特别能干、特别友善的战友。"他们的年资都比我高。我刚上班时，他们总是照顾我，最累最难的活总是抢着干，从他们身上我学到了很多业务技能，还有处理事情的方式方法。"马青娜感恩地说道。

　　"最感动的是生日那天，战友们为我做长寿面，唱生日歌，这歌声特别特别甜蜜、好听！这次我的脸发生过敏，每个人都跑来安慰我，给我送各种药。遇到我，问的第一句话就是'脸好点了吗？'那种被所有人都牵挂的感觉，真的很幸福！"

　　"在这样的大家庭里，身边有一个正能量的小伙伴，其实会相互影响，所以我觉得在这个集体中，我们需要更多的正能量，这样才能让自己每天都过得开心一点，才能打好持久战。"这也是马青娜常常挂在嘴边的话。

　　总要有坚定的力量让我们做好自己该做的事情，总要有赤诚、乐观的心温暖、照耀同行。刘烨与马青娜也是众多白衣天使的缩影，她们的身上闪耀着光辉，一定会驱散黑暗，迎来光明。

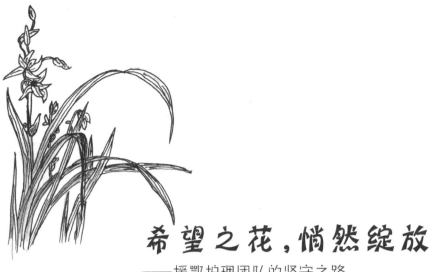

希望之花，悄然绽放
——援鄂护理团队的坚守之路

　　由浙大一院李兰娟院士和陈作兵副院长带队的援鄂医疗队，于2月1日下午1点接到通知，晚上6点准时出发，入驻武汉大学人民医院东院重症监护室。此行，他们目标明确，即降低危重型患者的死亡率！浙大一院急诊监护室护士长潘向滢和呼吸内科护士苏晶晶随队出征。这是医院派出的第二批援鄂护理团队。

　　团队到达下榻的宾馆，已是2月2日凌晨4点半。做短暂休整后，早上8点，他们就赶往医院"摸底"。武汉大学人民医院东院是收治新冠肺炎危重型患者的定点医院之一，东院重症监护室分重症监护室（ICU）和心脏重症监护室（CCU）两个区，共计床位16张，当时全部用于收治新冠肺炎危重型患者。在到武汉之前，他们虽已预想过形势很严峻，但此时监护仪上的红色数据满屏跳动，耳边回响的呼叫声此起彼伏，突发抢救接连不断，这些都在告诉他们这场突袭战"疫"远比想象的更凶险、更残酷。在团队到达前，新疆医疗队已入驻该医院，人力资源短缺现象已有所缓解，但居高不下的死亡率及诸多的未知性仍令驻守医护们深感疲累。团队和驻守的核心成员迅速召开会议，明确表示将以**督导组的模式**开展工作，医生团队负责制定危重型患者的治疗方案，潘向滢和苏晶晶组成的护理组负责督导方案的全面实施和落实。

团队没有采取轮班制，而是采取"8-8-7"的工作模式，即早上8点前上班，晚上8点后下班，一周工作7天，甚至经常深夜才下班。他们每天早上到病房，了解患者病情。遇到疑难病例，则在李兰娟院士的带领下进行会诊，修订诊疗方案并逐步落实。

为了打消其他人对有创操作的顾虑，他们以身作则，带头进行气管插管和动脉穿刺。有一天，一位患者的监护仪和呼吸机同时报警，他们快速分析，给出判断：可能存在较严重的漏气问题。潘向滢和苏晶晶随王国彬医生迅速进入病房排查发现气管插管气囊外露端有漏气，此时必须紧急更换气管插管，但是更换插管会因喷溅产生气溶胶而增加暴露的风险，然而当时没有正压头套，他们三人没有一丝退缩。潘向滢快速地准备好气管插管物品，通过**待机模式和脱开呼吸机送气端**来减少前端喷溅，随后和苏晶晶一起配合王国彬快速更换好气管插管，使患者氧合指标趋于稳定。他们知道，在实际经验传授中，身教比言传更有效。

为了减少医护人员在气道管理和采血中的暴露风险，潘向滢、苏晶晶把密闭式吸痰管的操作和动脉置管采血方法的浙一经验拍成视频，发给协作团队。由此，大家很快在操作上达成一致。当时，在管理上采取的是由多个医疗队协同救治的混编模式。工作中，潘向滢发现治疗方案在落实中存在一致性不足的问题，究其原因是大家在诊疗目标上存在差异。比如讨论确定需要降低氧浓度，白天通过努力把氧浓度降到60%，但是夜班医护人员对该目标不清楚,稍有氧合下降,氧浓度又会上调至80%。第二天讨论后,通过调整其他参数及治疗措施,氧浓度再次降到60%,但经过一晚,患者氧浓度又上调至80%。另一方面,对于新冠肺炎患者,容量管理很重要,但各班的目标不一致,护士在安排班内液体入量时也存在较大差异。在人员交替频繁、治疗团队多[因治疗需要还有连续性肾脏替代疗法(CRRT)团队、人工肝团队]的情况下,为确保有效沟通,她想到了可以借鉴浙大一院急诊监护室使用的**每日诊疗目标单**。**在制定好治疗方案后,将每位患者当日的每项诊疗目标和要求逐一详细记录在表格内,内容包括循环指标、24小时出入量、呼吸机参数、水电解质、酸碱平衡情况、血糖水平等,并悬挂于患者床边,这样每位医护都能逐项查看该患者当日的诊疗目标,围绕诊疗目标,随时调整治疗措施**。在使用过程中,潘向滢和苏晶晶又结合各科室特点和大家的工作习惯,与各医疗队主任、护士长讨论落实细节,比如放置目标单,既要方便护士查看又要方便医生修订,针对目标中容量管理要求,设计每4小时汇总一次的出入量记录单……诊疗目标单现已成为病区里最重要的工作工具之一。在之后的工作中,潘向滢和苏晶晶又结合人工肝团队的工作要求,与人工肝护士一起梳理了备物、血浆申请和提血流程,**制定了核查表**,将人工肝治疗分为备物预冲和上机治疗两部分,极大地缩短了单个护理人员在污染区的工作时间,提升了工作效率,减少了护理人力资源的消耗。

知之非难,行知不易,这是潘向滢到武汉后最为深刻的体会。对于危重型患者的管理,有着20年急危重症护理经验的潘向滢驾轻就熟。之前在自己的团队中一个指令从发出到完成不说畅通无阻,至少也是言能践行;但在这里,一个指令要受太多因素影响。除物资不足、流程不完善外,不同团队间的磨合是最大的挑战。来自不同地区的医疗队,观念、规范和习惯都存在差异。对于这些差异，潘向滢都给予了充分的理解和尊重。但在危重型患者的管理中，对于很多原则性问题的处理，差之毫厘就可能失之千里。例如，防止误吸是气管插管机械通气的重要管理目标之一，但当地医院当时没有可冲洗的气管导管，这就大大增加了患者发生误吸的风险。然而，对肺脏已经损伤的患者来说，一旦发生误吸，就可能是致命的打击，这就要求护士将呼吸机相关性肺炎（VAP）的预防措施落实得非常到位。她和苏晶晶每天查看，**确保床头抬高30°**，提醒其他护士避免突然放低床头并要重视口腔护理等。

除落实各项诊疗方案、确保护理质量之外，确保医务人员"零感染"也是潘向滢和苏晶晶的重要工作内容。刚到病区，他们就发现两个病区缓冲区均没有镜子，医护人员在脱防护服时没有办法自我检查有没有被污染。而且缓冲区与传递物资共用同一个通道，正在脱防护服的同事有可能与来自污染区身着防护装备的取物品同事共处一室。潘向滢立即与当地护士长沟通，指出风险并提出加装穿衣镜和传递窗的整改建议，建议很快被采纳。然而，穿衣镜数量有限，ICU病区最后只能把普通病区小规格的穿衣镜拼装成一面大穿衣镜。CCU病区把缓冲区和污物通道分开后，再另开了一个传递仓，将员工通道和物品传递区彻底分开来。此外，她们还修订了原有的穿脱流程，在保留各医疗队穿脱习惯的同时，**将防护装备区分为外层、中层和内层，将最外层防护装备脱于污染区进入缓冲区的门口；经过消毒液喷洒后，再将中层防护装备脱于缓冲区，并确保不走回头路，内层的口罩、帽子脱于缓冲区出口处；还在缓冲间门口的水池旁置放了鞋底消毒箱，铺上浸透消毒液的地巾，这样大家只需站在地巾上洗手，待洗手完毕，鞋底消毒也完成了。**新流程规定医护人员必须逐个进入缓冲区。为确保脱防护装备时的安全，潘向滢将原有的玻璃贴纸去除，这样两边的人员都可以看见缓冲区情况,不仅不会有人在他人脱防护装备时误入,而且可以互相观察脱防护装备程序的执行情况,一有错误立即敲门提醒。改造后的通道与流程极大地降低了**医护人员暴露的风险**,大家工作起来也更安心了。

到武汉已近两个月,一切都在往好的方向发展,工作越来越顺畅,团队也越来越默契,最令人振奋的是大家的工作已初现成效,危重型患者的病死率大幅下降,希望之花正在悄然绽放。

在度过危险期后,患者一一进入康复期,但在经历长时间的机械通气、镇痛镇静治疗后,有些患者出现了获得性衰弱、脱机困难、胃肠功能减弱甚至胃瘫等情况,对康复也表现出严重的信心不足。这时,如何为危重型患者进行康复训练成为亟须解决的一个问题。康复辅助用品的选择是尤为重要的。潘向滢仔细分析了现有的医疗用品,看上了压脉带。她和苏晶晶着手剪出合适的长度,这样一个强度可调节的多功能康复带就做成了。每天进病房,她们就把这个简易工具挂在吊塔悬臂上或系于床尾挡板上,患者可以利用它完成各个大小关节各个角度的活动和训练。没有脚踏车,她们又把带子套在患者脚上,一遍遍辅助患者手脚并用地模拟踩单车运动。在她们的带动下,康复运动在危重型患者的恢复过程中顺利进行,患者一天天强健起来,对康复的信心也越来越足。一位卧床50多天、机械通气一个多月的患者,终于脱机拔管。大家再次听到他说话的声音后,都无比喜悦,而患者更是开心地竖起大拇指。潘向滢和苏晶晶觉得一切付出都是值得的。

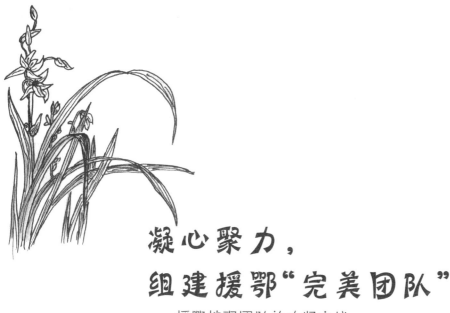

凝心聚力，
组建援鄂"完美团队"
——援鄂护理团队的攻坚之战

迅速组队部署，展现"浙一速度"

2020年2月12日深夜，浙大一院接到紧急通知：增派医疗队援鄂，整建制接管华中科技大学同济医学院附属协和医院肿瘤中心的一个重症病区！一夜之间，医院紧急动员部署，从自愿报名参加一线抗"疫"工作的几千名护士中，甄选本院护士49名、医联体医院及地市级医院护士50名，组建成一个99人的强大护理团队，并连夜分工部署，迅速完成了分组排班。

"没有完美的个人，只有完美的团队。"为组建这样一支援鄂"完美团队"，医疗队所甄选的护士来自于不同的科室，如重症监护室、急诊科、感染科、呼吸科等。羊炜霞护士长是一位高年资的副主任护师，具有丰富的重症护理经验，被任命为护理组的负责人。此次出征武汉,由她负责管理99位护士临时组建的"战队"。大家在相互不熟悉的情况下,需要她这位"老将"进行统筹协调,以便开展各项工作;鲁建丽副护士长同样具有丰富的急重症护理经验,此次受任医疗队护理组副组长,与羊炜霞并肩作战,协助做好危重症护理、基础护理、专科护理、患者安全与护士安全等质量问题的监控工作,兼顾护理科研工作。为保证团队的"作战能力",羊炜霞和鲁建丽对护理组进行了具体的分工与部署,将其细分为8个临床护理组、1个院感督导组和1个后勤保障组;然后在浙大一院ICU、急诊科、感染科、呼吸科等科室的高年资护士中遴选出10名护理小组组长。在成员分配时,羊炜霞和鲁建丽考虑重点科室和非重点科室结合,各层级护士分布均匀,以确保每组成员层级和能力搭配合理。

2月14日下午医疗队抵达武汉后,两位护士长就带着10位护理小组长马不停蹄地赶到协和医院接受培训,了解各病区的布局,熟悉病区环境,查看"三区两通道",为第二天收治患者做好充分的准备。通过实地考察,两位护士长与10位护理小组长商讨后迅速决定**将病区分成A、B、C三个区域,分别安排收治危重型、重型和轻型患者;危重型、重型患者由有ICU、急诊科、感染科、呼吸科工作经历的护士负责管理**,做到能岗匹配。

当天晚上,两位护士长和10位护理小组长召开紧急会议,根据护理部在之江院区总结的经验,结合武汉实际情况,立即落实具体的临床护理人力资源配置:**轻型患者每班次护患比为1:10~1:8,重型患者每班次护患比为1:5~1:3,危重型患者每班次护患比为1:3~1:2;实施小组抱团式工作制模式,每班由小组长根据患者病情及护士层级、能力进行人员分配,采取4小时轮班制**;每班设置院感督导岗护士1名,检查组员防护用品穿戴是否正确,并做好登记;每班安排2名间接护理岗护士,负责医嘱处理,药物清点、处理、核对、配置，领用物资等工作；制定紧急人力资源调配制度，每班安排备班护士1～2名，遇有突发情况，立即启动紧急人力资源调配机制。

一起攻坚克难，发扬"浙一精神"

2月15日16:00，医疗队接管的重症病区正式接收新冠肺炎患者。队员们团结协作，高效接待了高峰"涌入"的患者。到18:00，仅2个小时，就收满62位患者。虽然队员们面临着巨大的压力和工作量，但是个个对取得这场战"疫"的胜利信心十足。羊炜霞也表明决心，面对当前不容乐观的形势，她表示"办法总比困难多"，并凭借多年的管理经验，很快理顺了这支临时组建的"战队"与多个部门的协作关系，高效完成了护理团队制度建设，同时制定了相关的流程和细则。

医疗队接管的病区原为肿瘤护理单元，不具备传染病收治条件。而本次收治的新冠肺炎重型患者，传染性强、防控要求高，尽管前期已经对病区进行了改造，但在物理空间和流程设计方面仍存在不符合院感防控之处。经过对医院的实地考察、沟通协调，医疗队在院方的帮助下，对物理空间重新进行布局，优化院感防控流程，明确"三区两通道"及其功能，确保重要环节、流程规范。该中心共有来自全国11家医院的援鄂医疗队，上下班时间段人流量大，缓冲区发生交叉感染的风险很高。为减少交叉感染的发生，各医疗队负责人在充分沟通、协调后决定错时上下班，做好人员分流；为提醒队员们规范做好自我防护，医疗队还在缓冲区安装了镜子，在相应区域张贴穿脱防护用品的流程图，要求队员们在穿脱防护用品的过程中每两人一组相互监督，杜绝暴露污染等应急事件的发生。此外，该中心的医嘱系统和病历系统等与浙大一院不同，这给医疗队的工作带来了很大不便。经相关负责人与该中心沟通协调后,中心派驻2名间接护理岗护士协助护理团队熟悉各个信息系统的使用。经过2周的磨合,医疗队已经熟练掌握相关信息系统的运用。

随着工作的进一步开展,医疗队又遇到了更多的困难与挑战,但他们均一一克服。例如,在危重型患者的专科护理方面,鲁建丽带领的静脉血栓栓塞症护理小组在深静脉血栓高危人群的专科护理中遇到了实际性的困难,他们没有弹力袜、气压泵,于是队员们采取因地制宜的方法,如指导患者进行踝泵运动、多饮水、早期下床等,并取得了很好的效果;在护理操作方面,队员们穿着厚重的防护服,戴着护目镜和多层手套,但是他们凭借自己精湛的技术,仍然可以做到"一针见血";在生活护理方面,隔离病房内没有护工,队员们除要承担环境清洁和消毒等工作外,还要为患者发饭、打水等生活照护。虽然队员们的工作量增加了,但是也拉近了与患者的距离,并且大大提升了患者的满意度。

强化质控培训,推广"浙一经验"

由于疫情紧急、救治任务重,为保障患者的安全,护理组打破了常规的运行模式,临时成立护理管理领导小组,成员包括1名护士长、1名副护士长及10名护理小组长。根据浙大一院新冠肺炎疫情时期护理部的应急管理策略,领导小组因地制宜制定工作模式、工作制度、工作流程、工作职责以及突发情况紧急处置预案等;鉴于各护理小组护士来自不同医院不同科室,为了保证护理质量同质化,**领导小组实行分层培训计划,即护士长负责对护理小组长进行培训,小组长再负责培训组内成员**;制定护理质量查检表,统一各项操作标准,包括安全护理、基础护理、专科护理、危重患者管理、病历书写等的标准。**现场护理质量由各护理小组长把控,根据护理质量查检表每班检查,护士长每天巡查。为保证**

护理工作的有效开展，领导小组每天召开视频会议，讨论当天院感防控、物资保障、工作流程、危重患者护理等环节中存在的问题，提出整改建议，并进行持续质量改进，以提升护理质量，保障患者安全。

临时组建的护理团队来自多家医联体医院及不同的科室，队员们的新冠肺炎知识和院感防护技能的掌握程度不一。为实现此次救援任务医护人员"零感染"的目标，院感部钟紫凤主任组织院感部在医疗队出发前开展了针对性培训，内容包括新冠肺炎相关的防控知识及防护装备穿脱实操等，并将课程上传至工作群，便于大家随时学习。到驻地后，院感督导员分小组分批再次进行强化培训，先对10位小组长进行院感防护实操培训和考核，然后由小组长对小组成员进行培训及考核，合格者方可上岗。对于部分能力薄弱的护士，上岗前再进行一对一强化培训，反复实操演练，确保每一位成员做好自我防护。

医疗队曾收治一位新冠肺炎合并蛛网膜下腔出血伴意识不清的高龄危重型患者，患者已出现谵妄症状。考虑到镇静药物的副作用极有可能加重其谵妄症状，经 MDT 讨论后，对该患者谵妄的护理以 HELP 方案为基础，分别从导致患者发生谵妄的危险因素着手，对其一一进行评估、干预，适当对患者双上肢予以约束。经护理团队精心护理后，患者住院期间意识恢复正常，且无不良事件的发生。

因疫情突发，患者不仅承受着疾病带来的痛苦，而且其心理也承受着巨大的压力。黄河院长带领的医疗队决定，在精心治疗和护理的同时，针对患者心理护理方面的问题，成立由心理医生和临床护士组成的心理干预小组，定期对患者进行心理评估与心理疏导。心理干预的技术问题由专家组远程指导后再正确实施。心理干预小组的成员经过几周的工作，不同程度地减轻了12位中重度焦虑或抑郁患者的症状,对患者的疾病恢复起到了积极作用,同时也提升了患者的满意度。

稳固团队建设,融入"浙一温暖"

医护人员身体健康是战胜疫情的前提和保障。医疗队配备1名健康保健医生,负责监测队员的体温及健康状况,每日监测2次,并登记上报。护士在病房内实行严格退出机制,如出现手套破损,口罩、眼罩、帽子脱落或被污染等情况,应立即启动预案,及时更换并撤出污染区。院领导反复强调保护自身安全才能更好地救治患者,如果上班期间出现身体不适,不可强行坚持,应立即告知组长或护士长,重新调配人员;进出均至少两人同行,严禁一人单独行动,以防发生意外。

此次抗"疫"任务繁重、工作环境特殊,一线护理人员也承受着较大的生理和心理压力。针对这种情况,黄河院长与浙大一院心理专家联系成立心理疏导小组,安排心理专科医生进行线上讲座、咨询,并组织心理专科护士对一线医护人员进行心理状况调查,及时进行心理干预、疏导,提供心理援助。临床组组长每日关注队员的心理情绪变化,后勤组组长关注队员取用药物情况,如发现有焦虑、失眠等症状的医护人员,及时上报。心理疏导小组远程动态关注有焦虑、失眠等症状的医护人员,及时采取干预措施、调整排班等。此外,后勤组还为抗"疫"期间生日的医护人员精心准备生日礼物、鲜花,带动其他队员送上特殊的生日祝福,以此增强队员的幸福感、归属感和团队凝聚力。

3月14日,正值驰援武汉满月之际,医疗队圆满完成了武汉协和医院肿瘤中心重症病区清零关仓的使命,共收治患者72名,其中危重症患者36名。3月19日,医疗队接到紧急通知后再次集结出发,接管协和医院西院重症病区,第二阶段共收治患者46名,危重症患者4人，成功完成了救治患者零死亡、医护人员零感染的目标。浙一人再次勇挑重担，敢打硬仗，凭借丰富的经验和强劲的救治实力拯救生命，践行承诺，无悔初心。让"浙一精神"扎根荆楚大地，用"浙一经验"筑成生命防线。

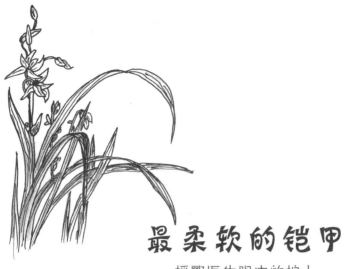

最柔软的铠甲

——援鄂医生眼中的护士

你见过用柔弱的花瓣做成的坚固铠甲吗？

今天的这个班，我又"倒"在了隔离病房。其实一进病房，我就感觉不妙：护目镜又勒太紧了！不过比上次好多了，至少没有痛到我立马"歇菜"。于是，我趁早和小伙伴一同去查房，计划将今天的工作尽快完成。但是，有60多位患者，查房到一半，我就感觉头痛、恶心。我担心吓到本来就很焦虑的患者，于是努力维持常态走出病房，刚出门口我立马坐在了地上。路过的护士赶紧将我扶进办公室。看着同样全副武装却步履轻盈的她，我对护士的崇敬之情又增进了一层。

从实习开始，遇到的护士妹妹们（弟弟们先不算）就一次又一次地让我惊叹。她们才多大啊！22岁？23岁？稚嫩、纯真、阳光，所有与青春相关的美好词汇都可以用来形容她们。但在医院，工作时间内，她们就像超人一样忙碌着。作为一名医生，我见过医院里任何一个时刻的样子，而每个时刻都有护士忙不停歇的身影。凌晨两三点钟,我被叫起来处理紧急情况,也总能看到值班护士精神饱满地跑进跑出、忙里忙外。而凌晨两三点钟是被我们称为"睡眠剥夺"最难熬的时刻。"她们不会累吗?"我曾经心存这样一个疑问。然而,有一次我看到下夜班的护士倒在值班室沉沉睡去,门外人来人往、吵吵闹闹,但她似乎对这一切毫无感觉。自此,我不再觉得她们是超人。看着她们娇小却刚强的样子,我无比心疼。

护理工作的各种辛苦,伴随的必然是身体的损耗。去年,有两个相处融洽的护士妹妹先后告诉我,体检发现自己身体不好,想转行。后来,她们一个转行去了药企工作,一个辞职做了老师。但是今年,她们又都回到了医院。和她们聊天,说到好不容易有机会"逃出生天",为什么又跳回"火坑",她们不约而同地对我说:"反正现在还年轻,再撑几年。那种因为被需要、被依赖而迸发的使命感,其他职业、工作是给不了的。等到熬不动了,我再离开。"所以,不要再说什么"嫌累别干啊"之类的话。这么说话的人,肯定不懂一份特别的职业、工作能给人带来什么。

护理工作除了累,还脏。普通病房可能还好,但在限制家属探视的监护室里,护士还需要承担患者的部分清洁工作。体重将近100千克的患者处于昏迷状态,大小便失禁,两位护士生生完成了换尿布、换床单的任务。试问同年龄层的男生、女生们,有多少人又能这么不皱眉头、不嫌脏、不嫌累地去照顾别人呢?医生经常需要察看患者咳出的特殊颜色痰或者解出的带血大便,在我还不太能适应的时候,比我柔弱的护士妹妹却能面不改色地仔细观察,甚至帮助患者清理污物。有时候我想,当过护士,大概就能吃任何苦。

统一的口罩、护士服和护士鞋,医院里的她们放弃了女孩子爱美的天性,统一着装。偶尔能看到她们口袋上别着一些小巧的饰物,那是她们的灵动。换下这身工作装,她们每一个都是那么鲜活、可爱。记得第一次在医院外遇见护士同事,我完全不敢认,工作之外的女生打扮,完全没法与她们工作时的样子联系起来。此外,她们也与其他女生一样多才多艺,热爱生活。年底科室聚会时的街舞、唱歌、小品、书法、各式乐器演奏,还有朋友圈里难得晒出的旅拍、美食,都为她们在我脑海里的白色刻板印象上了色,光彩夺目。

这次武汉之行,荆棘满布。每支前去支援的医疗队中,大部分队员是护士,而他们中的绝大部分又是女生,且"95后"比比皆是。尽管大家已做好预防和准备,但第一天就有多数队员脸上出现了压疮。此外,这身厚重、憋闷的防护装备,即使很多强壮的男生穿上也吃不消,而护士妹妹们还要如常地进行各种操作,抽血、注射、监测生命体征等,动作幅度稍大甚至会有被感染的可能。

她们是一群非常善良的女生。有次进仓前,我收到了一位护士妹妹的呼叫,让我带一瓶润肤露给某床患者,因为这位患者的家人都被隔离了,没办法给她送东西。其实,患者的水果、饼干、牛奶及零食很多是护士们送的,而这些是她们自己的储备。对于不肯配合治疗甚至悲观、绝望的患者,护士总能柔声细语地安慰他们,直到他们消除心结。

有一天,与我同科室一起支援武汉的护士杨秀彦姐姐对我说:"痛……"她站在办公室门口,个子小小的,声音轻轻的。我顿感心疼,好想抱抱她,但防护要求不允许这样做。我告诉她如果身体受不了,不要硬撑着,早点向领导报备。她缓缓地摆摆手,转身继续工作。看着她的背影,我不禁感慨,她们表面上似乎有一层坚固的铠甲,但靠近一摸,那其实是柔软、脆弱的花瓣啊!

浙大一院肾脏病中心　周静怡医生

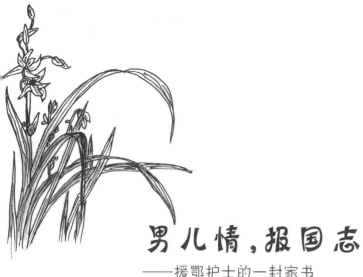

男儿情，报国志

——援鄂护士的一封家书

2020年2月16日，来到武汉后的第二天，天空下起了大雪，狂风夹杂着雪花肆虐着城市的每一个角落，就像这种新出现的病毒攥紧了拳头，击打着每个人的胸口，让人痛得透不过气来。不远处，高楼孤零零地站在漫天飞雪的世界里。我伸出手，顿感冰冷刺骨。面对这座被新冠病毒折磨了近1个月的城市，突然感觉自己是那么的渺小和无力。我恨不得多长几只手，多出几份力，与新冠病毒战斗到底。

第一次把报名支援武汉的想法告诉老婆时，她只说了四个字，"想去就去"。认识她10年来，这是第一次这么坚定地支持我的决定。望着她怀里还未满月的儿子，我竟然有些犹豫了。但是，当我不断听到武汉陷入了危机，急需大量医务人员支援的消息时，我还是默默地发送了短信："领导你好，我是外科监护室的孙佳，我想报名参加支援武汉的工作。一方面，我有在H7N9病房工作的经验；另一方面，我是一名男护士，抗压能力强；最重要的是，我爱人是本院护士,她非常支持我的决定。"

第二天夜里,我便收到了即将随浙江省第四批援鄂医疗队出发的通知。我激动地告诉老婆,她看了看我,于是把她最心爱的行李箱从衣柜里拉了出来,一边帮我往箱子里塞衣物,一边叮嘱我一定要注意安全。

第二天一早,我抱着孩子,拉着她一起拍合照。她忸怩地转过身,这时我才发现,她那被泪水浸润过的脸颊,就像带着水珠的红苹果。我不断安慰她,而自己也控制不住,眼泪湿润了双眼。

到达武汉后,待一切安排妥当已是深夜。耸立的高楼上飘散着零星的灯火,远远望去,就像天上的星星,落寞地眨着眼睛。我拿起手机给她报个平安,电话那头传来焦急的声音,一连串问题接踵而来:"怎么才来电话?打你电话为什么不接?住的地方安排好了没有?晚饭吃的什么?什么时候开始上班?上班一定要注意安全,晚上武汉降温,一定要注意保暖……"听着听着,我的双眼开始朦胧,只好找了个嫌她太啰唆的理由,赶紧挂了电话。

第二天下午,我随着医疗队一起来到华中科技大学同济医学院附属协和医院肿瘤中心,该中心的病房经整改准备重新启用。同事们身穿的暗红色冲锋衣此刻显得格外鲜艳;地面上结的冰就像一面镜子,镜子里都是冲锋在前的勇士,如火一样涌进了清洁区大楼。一进入大楼,浓浓的消毒药水味就窜进了每个人的鼻腔,刺激着我们的神经。有同事已经穿上厚厚的防护服,正等待进入污染区重症病房,他们身上写满了"浙一加油!武汉加油!中国加油!"

此刻,我们吹响了与新冠病毒战斗到底的号角。这是属于我们的战场,每一位队员都是冲锋的勇士,每一位患者的健康都是我们的最终目标,每一个新冠病毒都必须被消灭。要将它们赶尽杀绝,绝不手下留情。

时间匆忙走过,转眼间在武汉已经待了10天了。子夜下班回到驻地，想起熟悉的旋律，思念着千里之外的爱人，眼中涌起一股热泪。男儿有泪不轻弹，是的。只能相思化语，拭泪成书，感妻之情，表于下文。

念佳妻远书

孤雁振翎刺西霞，托书寄鱼传乡音，难期归期，思从窗中起。观江城霓虹璀璨，万户灯火明灭，唯不见人影成双，子立顾盼矣。念及吾家中父母，妻姚远，子宥宸，更增几分怅然。故提字成书，见之如晤，免家中老小过思而劳体伤神。

吾至江汉十日余，家中尚好？体尚无恙？母腰疾如何？子幼尚安？诸事劳汝忧心，吾心甚愧！然则援鄂医疗队人力物资丰沛，调度得当，汝亦可无忧。近毒疫大势去矣，但余波未平，此时宜抱中持心健体修思，不可不留意。

吾处此处，无甚忧虑，只日渐思乡。窃为私意，做个人之念，于大体断不可闻。幸吾心甚静且和，悉疫情得失中度日，终将惶惶不得安定，需静时平淡慎独，战时则携雷霆万钧刚猛血战功夫以逞吾援汉平疫之志。别事亦可行此道理，愿妻与吾共勉之。

汝于家中，勿过思过忧过虑，千万安好，吾心方慰。曾闻一联，曰：养活一团春意思，撑起二根硬骨头，于此时此地，一名曰妻，一名曰子。将来亦为吾栖身不颓之高厦，为吾一心一身所系之思。情已至此，赘言勿怪，只因关心则乱矣。

借诗半阙赠妻表思：堆来枕上愁何状，江海翻波浪，夜长天色总难明，寂寞披衣起坐数寒星，晓来念卿百念生，恰似钱塘水，一波未平，一波又兴。待得灯花百结后，招展白衣，归乡可期。

孙　佳

2020 年 2 月 24 日

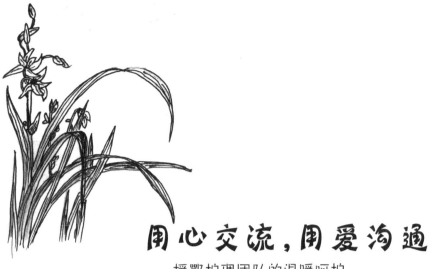

用心交流，用爱沟通
——援鄂护理团队的温暖呵护

　　2020年2月14号，浙大一院第四批援鄂医疗队抵达武汉，整建制接管华中科技大学同济医学院附属协和医院肿瘤中心的一个重症病区。领队黄河院长、陈军院长助理（医疗队临时党支部书记）以及病区主任章渭方要求大家除对患者进行精心治疗和护理外，还要特别重视患者的心理健康问题，因为精神和身体的双重治愈才是患者最好的康复。

　　于是，在羊炜霞护士长、鲁建丽副护士长的带领下，迅速成立了由精神心理专科护士张瑞丽、急诊室护士周志英、骨科护士孙杉杉、泌尿外科护士谭美芳组成的护理心理干预小组，在浙大一院精神卫生中心副主任胡少华和心理治疗师胡健波的远程指导下开展工作。

　　经过系统培训后，心理干预小组组员应用心理健康自评量表（SRQ-20）、患者健康问卷（PHQ-9）、广泛性焦虑障碍量表（GAD-7），对患者进行心理评估，2天内完成了所有住院患者的初步心理评估。

评估发现，有超过半数的患者存在不同程度的焦虑和抑郁症状，且有12位患者达到了中重度焦虑或抑郁。

于是，在胡少华、胡健波两位医生的指导下，护理干预小组开始实施为期2周的危机心理干预，每周2次，干预结束后对患者进行再次评估。张瑞丽、孙杉杉、谭美芳三位护士首先为中重度焦虑或抑郁的患者实施疫情下的危机心理干预。**运用的心理干预方法有支持性心理治疗、共情、倾听、积极关注、焦点解决、放松、正念练习之身体扫描、蝴蝶拍等。**

第一次干预实施后，张瑞丽发现32号床的章奶奶，她曾在社区工作，但是被确诊新冠肺炎以后，社区的同事对她避而远之。章奶奶无法接受曾经在一起工作的同事这种态度，情绪低落，寝食难安，又担心出院以后该如何与同事相处。张瑞丽运用**倾听法**，耐心地倾听章奶奶诉说。经过真诚的陪伴，章奶奶逐渐感觉被接纳、尊重与理解。而后，张瑞丽运用**共情法**，换位思考，与章奶奶沟通、交流，安慰、劝解她，鼓励她表达自己的想法。在交流过程中，章奶奶不禁默默流下了眼泪。张瑞丽握着章奶奶的手，轻轻拍着她的背。章奶奶在倾诉之后停止了哭泣，愁容也渐渐消散了。随后，张瑞丽运用**焦点解决模式**，让章奶奶挖掘自己就读老年大学时的社会资源，找到解决问题的可能性，也给自己灌注更多的希望。在交谈的最后，章奶奶主动承诺："我会努力调整自己的心态，积极地看待事情。"张瑞丽用赞美的口吻肯定了章奶奶的转变，并给她布置了一个小小的"作业"——让她跟随音频练习**腹式呼吸放松法**。

这次心理疏导结束后，张瑞丽积极查找章奶奶所属的社区，并努力与他们联系，希望他们为章奶奶做一些情感关怀方面的工作。几经周折，张瑞丽最终与章奶奶所属社区的工作人员取得了联系。社区工作人员表示，疫情开始后社区工作十分繁忙，没有及时关心章奶奶,并为此深表歉意。经了解,章奶奶是社区的文艺骨干,经常参加社区文艺表演;在这次为疫区捐款活动中,她在社区还发挥了党员带头作用,率先捐了2000元。张瑞丽不由地被章奶奶的事迹所感动。经过几次心理干预,章奶奶的精神状态一次比一次好。几天后,当张瑞丽再次去章奶奶病房时,看到她正在与病友开心地聊天,并主动与张瑞丽说社区的同事打电话慰问她,希望她快点康复,回去再一起排练节目。章奶奶还说,她老年大学的同学每天在群里与她聊天,并鼓励她。此刻,她的笑容如同阳光一般灿烂。

谭美芳负责10号床徐阿姨的护理工作。除被确诊新冠肺炎外,徐阿姨还被诊断患有糖尿病。由于她对糖尿病的相关知识缺乏了解,因此血糖水平控制一直不佳。徐阿姨说:"我每天除了吃饭,牛奶也不敢喝,想吃水果又不敢吃,吃了血糖会升高,影响肺炎恢复。"没有家人的陪伴,活动受到限制,血糖水平又控制不佳,徐阿姨有些焦虑。于是,谭美芳运用**倾听法**,与徐阿姨促膝长谈,鼓励她说出心中的烦恼,安慰她,给予她拥抱,使她有安全感;运用**共情法**,鼓励她表达自己的想法。其实,徐阿姨最大的担心是:"我不知道糖尿病患者能吃哪些水果,能不能吃零食,用药后会不会有很大的副作用。"为此,谭美芳立即向心理干预小组汇报,并请糖尿病专科护士朱婧对她宣教饮食、活动、药物等与糖尿病相关的知识。第二天,前半夜值班护士特地给徐阿姨带了苏打饼干,悄悄地放在她的床边。这些小小的举动给徐阿姨带来了很大的心理安慰。经过几次心理干预,她的焦虑症状也逐日减轻,并渐渐接受了护士的建议,饮食改善使她的血糖水平控制良好。在医疗队的精心治疗与护理下,她很快就顺利出院了。

孙杉杉在与22号床朱阿姨沟通时得知,朱阿姨和她的爱人先后被确诊新冠肺炎。朱阿姨说:"我们小区总共确诊的也没几个人，我们家就占了两个，怎么会这么倒霉！"她担忧自己何时能出院，看到其他患者陆续出院，更是心急如焚。孙杉杉运用**倾听法**，耐心倾听朱阿姨的心声和顾虑；同时，运用**共情法**理解朱阿姨，鼓励她多与其他积极、乐观的患者交流。在了解朱阿姨的兴趣爱好后，孙杉杉建议她将注意力转移到感兴趣的事上。经过半个多小时的耐心开导，朱阿姨的脸上终于露出了许久未见的笑容。她说："我会努力调整自己的心态，一起加油，争取早日出院！"经过几次心理疏导后，朱阿姨已经能够坦然接受目前的状态。出院前，她非常感谢医疗队的悉心照顾，还与其他病友分享经验，鼓励他们积极面对，把她得到的关爱传递给他人。

在隔离病房，患者不仅承受着疾病带来的痛苦，还承受着巨大的心理压力，此时就需要专业人员对他们的心理问题进行评估、干预。在技术层面，医疗队更多的是应用心理支持技术，增强患者的安全感，通过提供正确的信息及更多支持性资源渠道，给予患者最大的支持。经过2周的心理干预，组员们明显感觉到与患者的交流越来越轻松了。患者的言语中有希望，脸上有笑容，这是肯定心理干预小组工作成效最好的方式，也是组员们最希望看到的样子。经过最后的评估，12位患者的中重度焦虑或抑郁症状得到了不同程度的缓解，这对疾病的恢复起到了积极的作用。

在心理干预过程中，组员们多角度、全方位地照顾患者的心理健康，并根据患者在病情不同进展阶段的具体需求，及时调整心理干预技术。先做好健康教育，再利用社会支持系统，从患者家属、医务人员、亲朋好友，再到社区工作者等，动用各种社会资源去帮助需要帮助的人，穿越重重隔离障碍，用心交流、用爱沟通，共渡难关。

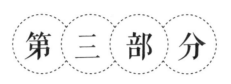

第三部分

国际驰援

山河异域，星海无垠

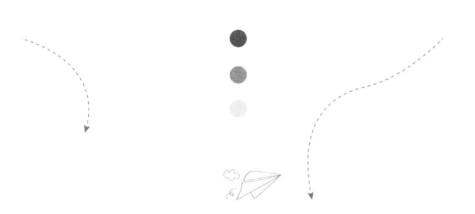

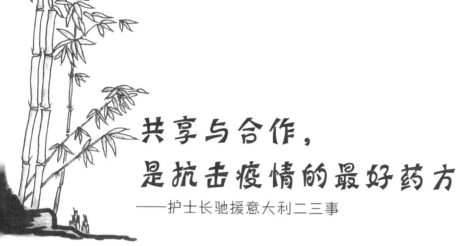

共享与合作，
是抗击疫情的最好药方
——护士长驰援意大利二三事

山河异域，星海无垠。

2020年3月17日，经国家卫健委和浙江省委省政府指派，由浙大一院常务副院长裘云庆带队的中国赴意大利抗"疫"专家组一行13人肩负祖国的嘱托，承载着意大利人民的期待，奔赴意大利抗"疫"一线。4月2日，他们圆满完成任务，回到了祖国的怀抱。感染病科学科护士长、资深感染性疾病护理专家王晓燕是医疗队唯一的护理专家随队出征。

自疫情开始两个多月以来，王晓燕一直参与医院疫情防控工作，并作为浙江省新冠肺炎防控组的核心成员奔赴省内各地进行现场指导。这次奔赴意大利，王晓燕说："我觉得我只是换了个工作场所，我们比欧洲早经历疫情，积累了一定的经验，我们要把这些经验带到国外，尽一切力量帮助意大利对抗疫情。"

"请你们保护好自己,一定要安全回家。"出发前,浙大一院党委书记梁廷波谆谆叮嘱。

王晓燕与浙江省疾病预防控制中心传染病预防控制所副所长凌锋在飞机上就开始讨论部署专家组成员的自身防控细则。到达意大利的宾馆后,他们第一时间在有限的条件下,因地制宜,划分出污染区、缓冲区和清洁区,所有行李箱经消毒处理后方可放入房间内,所有成员在规定区域完成更衣、洗手等诸多严格防控措施后方被允许进入自己的房间。即使一张小小的房卡,王晓燕也做了明确的使用规范。此后的每一天,王晓燕都带着一个大大的背包,里面放着口罩、消毒液、防护眼罩等物资,方便成员在需要的时候取用;她还建议当地的翻译员、司机和厨师下班后也住在宾馆进行隔离;会客及进餐过程都被严格标准化。她专业、严谨的工作作风迅速得到每个人的认可,大家都非常配合。

在到达意大利的当天,专家组成员就马不停蹄地开始工作。伦巴第、米兰是意大利疫情最严重的地方,这里是专家组今后一段时间工作的重点区域。在赶往伦巴第大区政府途中,看着沿路精致、优雅的罗马式建筑,王晓燕的内心却非常焦灼。专家组立即与意大利伦巴第大区政府、中国驻米兰领事馆沟通,了解他们在疫情防控方面的政策和各个环节。专家组成员一致强调,控制传染源、切断传播途径和保护易感人群是传染病防控的三大原则。此后,专家组成员多次与大区政府官员进行现场交流、网络宣传和电话答疑,建议政府防控政策必须以防为主。

接着,他们进入意大利的贝加莫医院、萨科(Sacco)医院和摩得纳医院,实地考察救治情况。

意大利的防控等级遵循欧盟标准,与国内不同,如医护人员只有在实施气管插管、气管切开等高风险操作时才穿防护服,这让王晓燕感到非常担忧。王晓燕逐一向他们讲解浙大一院每一条防控细则，包括"三区两通道"布局规范、疑似患者管理制度、确诊患者护理流程、三级防护要求等，尤其是脱卸防护装备的过程，她一再重申和强调。

此外，专家组成员还有一项重要工作是为当地华人华侨捐赠物资、提供医疗卫生指导和帮助。初到意大利，他们就收集和整理了意大利华人华侨、留学生最关心的典型问题（如居家隔离怎么做，发热了怎么办，回国途中要注意什么等），并通过多种途径为大家提供科普宣教和咨询帮助。其中有位留学生与确诊患者住处的楼间距不到20米，他问："我还能开窗吗？什么时候可以开？开多久？"王晓燕都一一给予详细解答。专家组成员编写的《在意华人居家新冠肺炎防控小贴士》因科学严谨、通俗易懂而瞬间传遍了在意华人圈。并且专家组成员通过多形式、多层次、多渠道开展工作，如捐赠物资、防控宣教、线上义诊、电话咨询。他们举办了四次网络答疑活动，超过2万人受益。

物资组对将近10吨的物资进行清点、统计、造册，做到账目清晰。这些物资主要捐赠给各家医院及华人华侨，尽量保证物资类别和数量与对方需求对应。为此，王晓燕做了大量细致的调研、协调工作，确保真正做到物有所值、物尽其用，让10吨物资真正用在刀刃上，发挥出最大作用。

回想这段特殊的工作经历，王晓燕感慨万分。意大利每家医院收治的患者人数很多，重症比例高，医护人员的工作量大，但医院的救治工作依然井然有序，监护室整洁、安静，护理规范、到位。对轻症患者或无症状感染者居家观察期间的管理十分人性化，医院准备的居家隔离包里有口罩、手套、血氧饱和度监测仪，并且内含简洁、明了的文字说明。医务人员对患者进行详细的宣教并随时接受电话咨询。尽管工作量大、风险高，但是他们专业的素养、乐观的精神深深地感动了我们。全球医护人员的信念都是一致的,生命高于一切。

　　我们也许无法帮助每个人,但我们每个人总能帮助一些人。如何才能因地制宜、因势利导地选择合适的防护措施? 这都是王晓燕当下最朴实的想法,也是她对未来的思考。

　　面对全新的未知病毒,我们需要在不断探索中前进,而共享和合作是对抗病毒最好的药方。

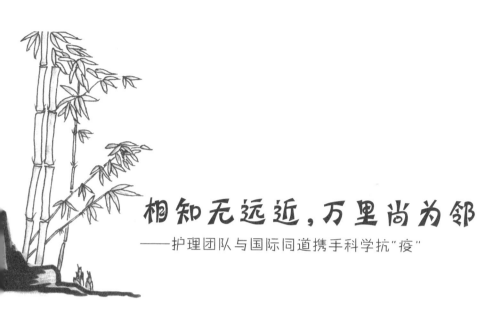

相知无远近，万里尚为邻

——护理团队与国际同道携手科学抗"疫"

2月初，浙大一院护理部关于新型冠状病毒肺炎集中救护中护理部的应急管理策略整理成文，由《中华护理杂志》刊出，为全国乃至全球护理管理工作者提供借鉴。护理部主任王华芬也已多次与国内及海外护理同行进行交流和分享。王华芬作为共同作者在JAMA上发表"Factors Associated With Mental Health Outcomes Among Health Care Workers Exposed to Coronavirus Disease"，影响因子51.273，研究成果为医护人员心理支持提供依据。此外，《荧光标记法在新型冠状病毒肺炎疫情防控期间内镜中心物表质量管理中的应用策略》《新型冠状病毒肺炎疫情期间伤/造口专科护理开展工作的策略与方法》《基于新型冠状病毒肺炎特点的护理人员个人防护技能培训及实践体会》《新型冠状病毒肺炎期间介入手术患者整体护理策略》《外科病房应对新型冠状病毒肺炎疫情的管理实践》《对围产期新冠肺炎患者开展DBT为基础的心理治疗：案例报告》等多篇论文由各大护理专业核心杂志社刊出。王华芬主持的《新型冠状病毒感染肺炎机械通气就大型公立医院新冠肺炎救治应急管理体系构建及协同运行研究》入选浙江省科技厅项目。

3月18日,浙大一院联合马云公益基金会、阿里巴巴公益基金会推出中英文版新冠肺炎防治手册,向全球分享"浙一经验",其中由王华芬主任和赵雪红副主任带领团队撰写的护理经验包括高流量吸氧患者护理、机械通气患者护理、ECMO日常管理及监护、人工肝护理、CRRT护理及一般护理等。截至4月22日,手册下载及在线阅读总量已超百万,覆盖近240个国家和地区;并登上世界顶级学术期刊Nature网站首页。该手册也由浙大一院驰援意大利的专家带入伦巴第大区,在当地医护人员中获得了广泛好评。如今,《新型冠状病毒肺炎临床救治手册:浙大一院临床实践经验》已由浙江大学出版社正式出版。

"病毒无国界,人类是命运共同体,没有一个国家能够独善其身。"这是浙大一院党委书记梁廷波带领全体浙一人在全球抗"疫"战场上最鲜明的态度。3月12日,浙大一院受邀向英国爱丁堡皇家医院分享"浙一经验",随后又受邀向英国、美国、加拿大、俄罗斯、智利、玻利维亚、阿根廷等十余个国家以及世界银行等国际组织在线分享经验。王华芬主任及邵乐文、章梅云副主任作为专家组成员,也向全球医护人员及医务管理者分享了抗"疫"经验。

隔离防控和减少医务人员感染是国外一线医务工作者关注的重点之一。"中国之所以能在新冠肺炎防控方面表现优异,与举措有力是分不开的。对于新冠肺炎患者,要做到早发现、早诊断、早隔离、早治疗。从疫区回来的人至少要隔离2周;其他接触过确诊患者的人,也要隔离2周。在减少医务人员感染方面,要严格做好对医务人员穿脱防护用品的培训和考核,一线工作人员统一隔离住宿,同时做好隔离区域的合理划分和环境消毒。此外,也可尝试通过远程会诊、远程MDT,利用移动网络查房,降低医务人员不必要的暴露风险。"梁廷波教授带领专家组详细回答。

相知无远近,万里尚为邻。王华芬表示,这次疫情对我们护理人员提出了新的要求,我们有责任总结经验,发现不足之处,提出建议,进一步探索护理工作中的未知领域,与国际同道共享宝贵经验,携手科学抗"疫",用实际行动为全球搭建没有国界的抗"疫"空中堡垒贡献自己的力量。

第（四）部（分

守望相助

用爱守护,星月相伴

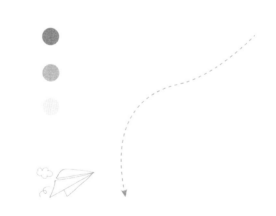

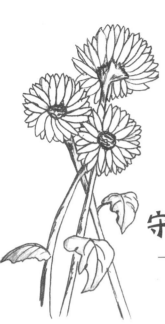

守护星星的月亮

——后勤保障团队的强力支持

建安五年，曹军与袁军相持于官渡，曹军奇袭了袁军在乌巢的粮仓，致使有绝对优势兵力的袁军"人无粮、马无草"，继而溃不成军，随即被曹军一举歼灭，这就是著名的官渡之战。"一日无粮千军散"，完善的后勤保障是一场战役取胜的重要前提。

疫情袭来，浙大一院的任务艰巨且繁重。在这场疫情发展迅猛、抗"疫"准备时间短的战"疫"中，护理后勤保障小组夜以继日、竭尽全力，以提升白衣战士的战斗力，保障抗"疫"工作的顺利进行。

运筹帷幄，以捍决胜于千里

抗"疫"伊始，护理后勤保障小组随即成立，其中护理部主任王华芬任组长，副主任章梅云、副护士长沈秀兰任副组长，护士长封华任庆春院区小组长，护士长邵荣雅任之江院区小组长，护士长黄金文任心理援助小组组长。

2020年1月，随着医院对新冠肺炎疫情前期部署工作的逐步推进，对隔离病区的改造工作也陆续完成。护理后勤保障小组调查一线护士的需求，列出一线护士生活用品清单，配置、完善生活、娱乐物品及设施，为一线护士提供安全、舒适的工作及生活环境；建立一线护士心理援助群，开设24小时心理咨询电话，调研护士心理状况并进行主动干预；为在一线过生日的医护人员准备生日蛋糕、生日礼物等；根据医院"一人一帮扶"的政策要求，了解一线护士家庭信息，每户派专人负责协调解决家庭困难，协同医院推进慰问和帮扶工作；协同医院各部门落实驰援武汉出发前的准备工作；选派杨建娣护士承担医院第四批援鄂医疗队的后勤总调度工作，全面负责医疗队的物资采购、管理、分配等后勤保障工作。

追风逐电，令粮草先行于兵马

面对不容乐观的疫情形势，按照"集中患者、集中专家、集中资源、集中救治"的原则，医院在除夕夜紧急启用之江院区。然而，之江院区并不是传染病专科医院，需要紧急改造。于是，医院一边快马加鞭地准备战场，一边热火朝天地准备员工的生活区，打扫休息室，安装医护人员休息用的床铺，整理床褥，采购生活用品甚至包括发绳。护理后勤保障小组仅用3天时间就完成了员工生活物品筹办、生活区的布置工作，保障了抗"疫"工作的顺利进行。

驰援武汉的命令每次都非常紧急，但无论什么时间点接到通知，护理后勤保障小组都立刻落实出发前的各项准备工作。特别是医院第四批驰援湖北，从2月12日晚上9点接到援助通知，确定援助护理人员名单，到2月14日早上6点50分整装待发，王华芬、章梅云、沈秀兰和组员们一起连夜梳理了个人生活物资清单；发动各科护士长完成临床科室走访，掌握援鄂护士的个人准备情况，同时进行心理疏导；医院各项物资采购完成后，小组及护士长团队协同医工部打包整理物资,共打包个人行李箱140个、团队物资400余箱……

布线行针,力图周密无疏

早上7点准时来到7号楼3楼的血管外科病房,巡视病房,了解住院患者的情况,这是封华每天的第一项工作。10点左右,将病房的工作安排妥当,封华就开始了自己的第二项工作——关心我们的抗"疫"战士。"晚上睡得好不好?冷不冷?饭菜合不合口味?有没有其他需要的……"这样的问题,封华每天都会在线上重复询问。

封华收集完群里反馈的问题,并逐条梳理:有位护士的爷爷正在本院住院治疗;正进行医学观察的两位护士心理压力大,有失眠问题;休息区的窗帘遮光性欠佳;部分护士手干燥、开裂……待将十几个问题梳理完成后,她开始逐一对接解决:联系护士爷爷的主治医生,了解病情;联系黄金文小组长,安排一对一心理疏导;联系总务处调换窗帘;联系皮肤护理专家……对接好后,工作并没有结束。随后,封华看望了护士住院的爷爷,了解两位护士的睡眠状况……而这些,同样也是之江院区和援鄂医疗队后勤保障小组每天的重要工作。

"这些只是一小部分。很多事情,组里的成员和护士长们已经解决掉了。"工作40多年的封华说:"我年纪大了,大力使不上,前线是没法上了,就只能帮着做一点力所能及的事情,让姑娘小伙们能休息好一点,工作顺手一点。"

布线行针,每一个"封华"都力图周密无疏地照护好我们的白衣战士和他们的家人。

尽心竭力,唯求精益求精

来自绍兴市中心医院的严建英是浙大一院第四批援鄂医疗

队成员之一。初到武汉，严建英对当地的饮食颇为不适应，医院膳食科在随行物资中准备的醋萝卜让她情有独钟。一瓶醋萝卜吃完后，她在微信群里回味无穷地发了一条："这个醋萝卜真是太好吃了！"因为这一条消息，杨建娣马上就调研了一线医护们的饮食需求，发现大家对醋萝卜的认同度极高，随即在膳食科主任李娟的安排下，严建英每周不但吃到了心仪的醋萝卜，而且还吃到了好几个品种的家乡美食。

作为援鄂医疗队后勤的总调度，杨建娣的工作细碎繁琐，医疗物资的管理，生活物资的采购、分发，队员的患病照护，方方面面，事无巨细。刚开始，医疗物资不充足，杨建娣很着急，后来在发展联络办公室赵敏的积极筹集下，一车社会捐赠物资连夜送达，解了燃眉之急。杨建娣做好进库验收和出库登记，做到账账相符。并随时掌握库存状态，保证物资及时供应。有时，她一天的工作时间甚至超过18小时，且一周7天无休。即使半夜有队员出现身体不适或其他特殊情况，她也立马起来处理。

尽管已经是起早贪黑地忙碌着，杨建娣还是尽可能地主动挖掘问题，希望能给团队提供有针对性的措施。比如在医疗队出发前，她虽然准备了4种防压疮的敷料，但发现捐赠的医疗物资品牌质量不一，担心会出现其他问题，于是就特别关注队员脸上的皮肤状况，并提前联系了皮肤科医生乔建军。果然，陆续有队员出现了湿疹、过敏等问题，杨建娣马上请乔建军进行一对一的远程会诊，然后根据预防治疗方案，她采购好药品分发给大家，从而妥善地解决了队员们的皮肤问题。

在这场战"疫"中，前线、后线皆是战场，"粮草官"们如同守护"星星"的月亮，用心、用情、用智慧、用速度守护着我们的抗"疫"战士，成为他们的坚强后盾。

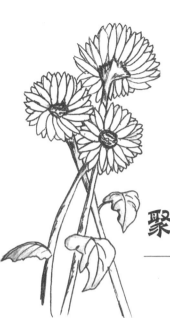

聚似一团火,散若满天星

——医联体医院援鄂护士眼中的浙大一院

星星点灯,照亮江城

一场疫情突如其来,浙大一院积极响应国家号召,迅速派出一批又一批医护人员驰援武汉。

如果说浙大一院是一个璀璨的"星球",那么医联体医院就是环绕着它的"行星",北仑分院就是其中的一个。我是浙大一院北仑分院的一名护士,作为浙江省第四批援鄂人员编入了浙大一院的医疗队,从浙大一院出征,瞬间感觉无比骄傲和自豪!

浙一力量

2月12日,晚上11:00,接到驰援武汉的出发通知。2月13日,我带上简单的行李,与家人及同事匆匆告别后,赶往杭州。

2月14日,早上6:50,我们集结完毕,整装待发。我的心情很忐忑,集结的队伍很庞大,除同行的队友外,其余人一个也不认识。在出征仪式上,我才知道,这 140 名医护人员集结的队伍是在短短几小时内组建完成的,我们的援鄂任务是整建制接管华中科技大学同济医学院附属协和医院肿瘤中心的一个重症病区。这是由浙大一院、医联体医院以及地市级医院的医护人员共同组成的一支援鄂医疗队,我很荣幸成为其中一员。

因为走得匆忙,我开始有点担心,基本的生活物品都没有带充足。当我把自己的顾虑告诉带队的领导后,他告诉我:"你们不用担心,浙大一院及卫生健康局各部门连夜行动,已把各项物资都准备齐全了。"那一刻,我一直悬着的心终于落地了。如此强大的后援保障,让我心中充满了力量与信心。

浙一速度

在飞往武汉的专机上,黄河院长讲了一句让我记忆深刻的话:"仅有的条件要利用好;没有条件的,我们也要想方设法创造条件! 一定要打赢这场仗!"有了这句话,我心里踏实了。在飞机上,我们迅速被分成了六个小组——医疗组、护理组、院感组、宣传组、后勤组和设备组。

一到武汉,队员们还在休整的时候,黄河院长已经带领骨干们有条不紊地开展各项工作,从物资清点、设备归位到环境布局、人员分配等,整个过程都高效、顺利地进行着。

2 月 15 日,下午 3:00,我跟随护理一组正式进仓工作;晚上 6:00,病区 62 张床位全部收满。在结束当日所有工作后,我才感觉到自己的疲乏,松了松紧绷的神经,内心由衷地敬佩浙一团队的速度。

在接下来的几天,备用的防护物资被我们慢慢地消耗完了。物资保障是战"疫"工作的重中之重。我的内心开始有点不安:"现在哪里都缺物资,万一物资用完了接不上怎么办?"就在此时,从杭州出发的物资"专列"火速送来了"枪支弹药"，给大家吃了一颗"定心丸"。

浙一团结

我是护理一组的一员，首批就进入了隔离病房。虽然，我也已是一名工作10年的"老同志"了，可在短时间内收治几十位患者还是第一次，心里难免有点慌张。

"团结就是力量。"很快，主任、护士长、组长带领大家一起投入战斗中，我们分工合作、维持秩序、梳理流程……大家相互协助、相互鼓励。护士站立马变成预检分诊台，登记人员信息、测体温、问病情……在简单扼要、快捷有效地完成评估后，患者被分区收治。

我和另外一位队友一起将患者带进病房安置好，我给患者测量血压，队友询问简单病情并记录。我们两个虽互不相识，但配合默契。

大家井然有序地工作着。待所有患者被安置妥当后，护士台前又恢复了安静。我和队友们早已热出了一身汗，闷热的防护服让我感觉十分不适，可当我跟队友们相视一笑时，心中顿时觉得：这些辛苦都是值得的！

浙一温暖

来到武汉30多天后，我开始适应这里的工作和生活。每当我们遇到问题与困难时，领导们也会竭尽全力地解决，我们工作虽然辛苦，但是内心充满了温暖与感动。

在生活上，我们得到了无微不至的照顾。刚到武汉时，我十分担心自己会不习惯那里的饮食，没想到，酒店食堂变着花样做出不同菜式，每天还推出各种特色菜。此外，后勤组还定时发放各地特产、生活用品、药品等,让我深深地感受到了他们的真挚关爱。

3月8日,我正好调休,后勤组老师突然打电话通知我需要集合。我心想:是不是有什么事情需要帮忙?可当我来到现场时,发现满桌都是鲜花与蛋糕。原来,是要给我们3月份生日的5位队友一起举办"战地生日趴"。亲切的生日祝福语,熟悉的生日歌,让我倍感温暖,这个场景令我终身难忘。我们一起许下了生日愿望:平平安安早日回家!

在医患之间,我们也时刻传递着温暖,让患者感受到"家人"般的关爱。队友们一起自发地将收到的一些捐赠水果和零食送给患者。此外,我们也会给患者过生日。在这细微之中,体现了浙一人大爱无疆的情怀。

在心理援助方面,浙大一院也让我感受到了爱的力量。刚到抗"疫"一线工作时,我因紧张与压力大每天无法入睡,甚至做噩梦。正当我束手无策时,由浙大一院精神卫生科科主任及护理专家组成的心理援助小组联系了我,告诉我他们随时在线。专家第一时间回复了我的问题,并给出了专业的意见与指导。经过几天调整,我的睡眠也越来越好。这些都让我觉得我不是一个人在战斗,我有一个温暖又团结的大家庭。

浙一精神

战"疫"阵地硝烟弥漫,重症病区内的救治工作更是每天都在"啃硬骨头"。在我们接管的重症病区,重型患者病情瞬息万变,我们随时要做好抢救的准备。

我们收治过一位新冠肺炎合并蛛网膜下腔出血伴意识不清的高龄危重患者,患者入院时胡言乱语,无法进食,同时血压最高达到200/100mmHg。患者一入院,相关科室的医师和护理团队马上一起会诊并制定方案。

我们在护理该患者时，仔细、严格地执行每一个步骤：每一次鼻饲从温度的控制，到数量的调节，再到胃内残留的观察；从翻身的频率，到每一项基础护理操作，再到肢体功能位的摆放，每个环节都严谨、细致地完成。在拔除胃管后，患者却拒绝进食，为了能让他多吃一口饭，我们会轮番进病房，开导、安慰她，甚至像哄自己孩子一样。患者的状态逐渐好转，从禁食、插胃管、鼻饲、拔管、喂食，到自己主动进食；从意识模糊、简单对答，到能与我们聊天；从大小便不能自理，到在搀扶下上厕所……最终安全出院。

这点点滴滴的好转与进步，都离不开每一位医务人员的付出。我们时刻做好抢救、战斗的准备，展现我们浙一人的优秀诊治水平及护理能力；我们不惧风雨、敢于战斗、善于战斗，要将严谨、踏实、精益求精、勇担当、有作为的"浙一精神"在前线发挥得淋漓尽致。

我还记得出发那天的宣誓：我将勇于担当，不辱使命，敢打必胜，坚决完成任务！

浙一，就是我们的"引领者"，我们也一直跟随着浙一，一路成长！

浙一人，"聚似一团火，散若满天星"。

北仑区人民医院　孙丽敏

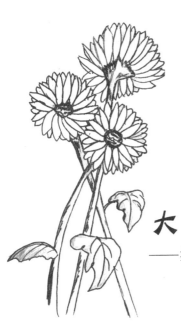

大巧若拙,时代骄子

——抗"疫"一线的魅力男护士

在抗"疫"铿锵玫瑰的队伍中,总有几片绿叶英姿挺拔地点缀着,他们就是护理队伍中不可或缺的部分——有勇有谋的男护士。在这场抗"疫"战中,男护士用他们充沛的体力、旺盛的精力、迅敏的应变能力、勇于担当的魄力谱写了一曲曲别样的战歌。

危难时刻,显现男儿本色

应华杰、陈臣侃、姜智文、邱红源等在接到征战一线的通知后十分激动,他们觉得好男儿志在战场,而到前线去战斗是他们必须担负的责任和使命。比如陈臣侃,在甲流和禽流感疫情期间都冲在一线。如今,他们早已整装待发,只等这一声令下。

"祝爸爸生日快乐!"女儿奶声奶气的祝福融化了钟潇涵的心,明天他便要和吴辉峰一道前往之江院区隔离重症监护室报到,所以家人提前给他过了生日。抱着年幼的女儿,钟潇涵虽有几分不舍,但他还是决定要用这种方式守护家庭。

而因为父亲身体抱恙住院，这几天在隔离病区的陈辉也有些焦虑。幸好在医院的安排下，治疗及时，加上妻子的悉心照顾，父亲的病情很快稳定下来。父亲和妻子让他安心继续留守一线。此刻，他正脚步坚定地穿梭在隔离病房中。

每一位男护都在各自的岗位上用实际行动留下了铮铮誓言。

陈辉："我决定不回去了，直到疫情结束，和大家一起回去！"

张帅："用我所学，助生命重生！"

陈祥："知己知彼，方能共克时艰！"

孙佳："大家放心，这些仪器我都会操作，有问题尽管交给我！"

盛运云："我自愿加入中国共产党。"

吴辉峰："现在是黎明前的黑暗，坚持就是胜利！"

周九州："新冠，我定当奉陪到底！"

蒋士亮："我要把同事间的这份关爱传递下去。"

姜智文："希望患者早日康复！"

朱鹏飞："重要时刻，我可不能早退！"

邱红源："我相信，在我们的共同努力下，很快就能战胜疫情！"

钟潇涵："我的生日愿望是大家都平平安安的，早日回家！"

刘幸福："时刻准备着！"

梅伟乐："兄弟们继续加油！不负韶华！"

应华杰："给社会增添自己的一份力量，为医院添砖加瓦！"

……

尽所其能，十八般武艺镇乾坤

在隔离重症监护室值班待命的张启辉，此刻还没有收治患者，他便见缝插针地检测各类仪器，整理添置备用物品。手机铃声突然响起："启辉，确诊病房有两位高流量吸氧患者要立刻转过来，准备好接收。"挂掉护士长的电话后，他和叶学胜在5分钟内便完成了收治患者的准备工作，紧接着患者入科、抢救、整理、记录，一切都忙而不乱。而另一边的38号床，患者体内的免疫介质强烈抵抗，一场细胞因子风暴悄然来临。"准备行人工肝治疗"，陈丹阳收到医嘱后立即着手准备，随后有条不紊地配合医生和人工肝专岗护士操作。临近下班，3位患者的病情在大家的共同努力下慢慢稳定下来，继续监护的接力棒交给了下一班的朱鹏飞、李星杰、陈丹阳。旭日东升，盛运云、周九州、梅伟乐和同事们一起进入隔离重症监护室。此时，隔离重症监护室又呈现一片繁忙的景象，外出检查、转运、俯卧位通气治疗等，他们用专业、谨慎的护理技术对抗狡猾的病毒。

刘幸福、陈聪、曹鸣东、张杭杰、黄忠平等血液净化中心专岗护士守在血透机旁为患者进行血透治疗。监护室每天需要100多袋总计400多千克的置换液，于是他们将男性的体力优势发挥得淋漓尽致，搬着一箱箱的置换液健步如飞，之后再将同样沉重的废液袋一箱箱地搬出去。女护士们想帮忙，他们会佯装生气地说："一边去，不要干扰我干活。"

脱下十几千克重的铅衣和正压面罩，应华杰顿感轻松。作为内镜专科护士，刚刚在C臂机X线下显影配合完成了一台ERCP治疗，笨重、闷热的防护设备没有影响他的专业发挥，团队顺利、安全地完成了这项高风险治疗操作。而内镜室的专岗护士陈祥也同样在这场战"疫"中用过硬的专业素养，配合完成了一位新冠肺炎合并肠癌并发肠道出血患者的内镜止血治疗。

"出来了，出来了！"随着一声清脆的啼哭，之江负压手术室发出阵阵欢呼声。洗手护士张敏也很兴奋，但还是控制着激动的心情继续一丝不苟地配合着手术，这个在元宵节到来的新生命也是对奋战在抗"疫"一线医护们的最好祝福。3周后，负压手术室又为一位高龄重症患者进行了肺移植手术。这台高风险、高难度的手术凝结了浙大一院30余位医护专家的心血，而手术室护士陈竹正是其中的一份子。全球首例老年新冠肺移植手术的成功实施给重症新冠肺炎患者带来了生的希望。

铮铮刚竹，也有低头的温柔

"请大家排好队，间隔1米。""阿姨，测耳温的时候耳朵会有一点不舒服的感觉，您别一直往右躲，这样测量结果会不准确的。来，我扶住您的头。"蒋士亮一边测量体温，一边维持着诊室秩序。谁说温柔是女性的特质，你瞧他测体温的这一记"摸头杀"，比起女护士未差毫厘。

"这是抗病毒药物，一定要按时按点吃药。"在9号楼5楼负压病房，陈辉正低头耐心地讲解口服药的注意事项："我帮你设置个闹钟吧，这样就不会忘记。服药后如果有恶心、呕吐或者其他反应，请马上告诉我。""一定要记得吃，回头我要检查的！"走出病房前，他又跟患者强调了一遍。也许男护士除了温柔之外还带点"唐僧"气质吧。

秉武兼文，他们是烟波浩渺的景

孙佳、张帅、滕耀华和10位来自医联体医院的男护士是武汉抗"疫"战场的"男丁格尔"。

在武汉协和医院肿瘤中心隔离病房里，孙佳亲自向患者示范动作，指导其进行自我锻炼。在抗"疫"期间也保持健身习惯的他，身着厚重的防护服，身姿依然矫健！"浙一诸君，此时正宜奋力拼搏，并肩作战……"因这份铿锵有力的《征疫书》晋级为全院"男神"的滕耀华，继续在异乡发挥着他的魅力。32号床王阿姨在出院前拉着他的手，要认他做干儿子，说自己儿子都没有他这般耐心、细致。

张帅在巡视病房时留意到3号床老爷爷双眉紧锁，面容愁苦。原来长期实施高流量面罩吸氧，老爷爷的耳朵已经被面罩的绑带勒出两道很红的凹痕，皮肤几近破损。张帅根据老爷爷的耳廓形状和耳朵距离颞骨的宽度，用"黏性皮肤保护敷料"剪出一个大小、形状合适的"小翅膀"，左右各戳两个小孔。绑带从小孔中穿过，既可以垫在耳朵上避免皮肤受压，又可以前后移动，随时可以根据体位和面罩位置的改变调整需要保护的位置，效果非常不错。老爷爷紧锁的眉头终于舒展开来。观察到其他患者面部也存在受压的问题，"小翅膀"得再改良一下，他又开始忙碌起来……

来自重症监护室、急诊室、血液净化中心、手术室、介入室和感染病科等科室的男护士，发挥了他们兢兢业业、精湛有素、临危不惧的业务素养，尽其所能，为这场抗"疫"战的胜利奋斗着。

他们，是青春无悔、魅力四射的"男丁格尔"；他们，是追逐梦想、勇立潮头的时代骄子。相信在不远的将来，"男护士"这一群体定将绽放出更加耀眼夺目的光彩。

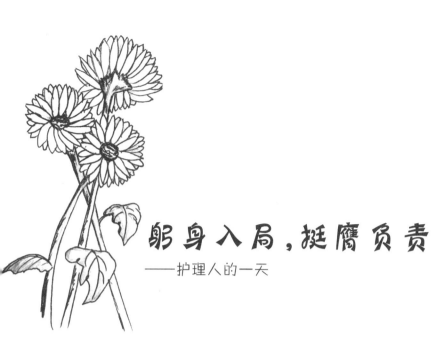

躬身入局，挺膺负责

——护理人的一天

不谋万事者，不足谋一时。

不谋全局者，不足谋一域。

2020年4月6日，周一，10～17℃，风从北方吹来，与往年熏得游人醉的暖风相比，料峭中带着清新，让人始终保持清醒。浙大一院在各抗"疫"战场上已取得阶段性成果，援鄂医疗队成员均已返杭医学隔离中，参加中国赴意大利抗"疫"专家组的成员也已回到了祖国怀抱，他们都顺利完成党和国家交给的任务，鸣金收兵。截至当日，庆春与之江两大院区共收治了105例确诊患者，其中近80%为重症、危重症患者，年龄最大的96岁，最小的13岁，治愈率全国领先。其中，护理团队为浙大一院创下疑似患者"零漏诊"、确诊患者"零死亡"、医护人员"零感染"的奇迹做出了巨大贡献。在政府复工复产的号召下，社会日常工作、生活逐渐恢复，医院也恢复了往日的工作状态。

7:40

在之江院区5号楼隔离重症监护室,护士金佳敏在帮患者擦身,更换床单,记录病情,整理物品,做好了交接班的准备。南边的窗外有小燕掠过,花园里梨花淡白柳深青,一切都是春天的样子。隔得好远的3号楼里人影憧憧,新开外科普通病房里的工作人员应该也在准备交接班了吧,明明应该听不见他们的声音,但她还是感觉到隐隐有笑声,这是她近一个月来进入隔离病区后感受到的新景象。

8:20

庆春院区泌尿外科病房护士邹俊认真听取了后夜班护士的交班报告后,来到病床前,发现一名患者的深静脉置管处有少量渗血,几根头发粘在了透明敷贴上。她小心翼翼地用剪刀剪去头发,重新帮患者换了敷贴。自疫情发生以来,她所在病区有3名护士奔赴院内和武汉抗"疫"一线,然而病房日常工作并未因此而停止。人员紧缺、工作量大、患者病情复杂,戴韻护士长带领着她们加班加点,一一克服。戴韻常对她们说:"姐妹们坚守在一线,我们要做好本职工作,护理好患者,等待她们凯旋。"

9:00

护理部主任王华芬组织的会议准时召开,护理部各位副主任、科护士长及重点科室护士长与会。目前,庆春、城站院区的工作已全面展开,防控工作不可松懈,护理安全与质量管理更是重中之重,临床质量、分层培训、陪客探视管理,以及即将到来的国际护士节活动安排,都逐一得到反馈、落实。之江新开院区各项工作也在陆续推进中,病区设置、人员准备、专业培训、防护考核、物资后勤,种种件件,反复查检,确保落实到位。特别是新开的3个病区,部门衔接畅通,护理工作全面推进,患者就医体验非常满意。王华芬自豪地说："复工复产以'浙一速度'推进，为我们的护理团队点赞。无论在哪个战场，我们都是一支招之即来、来之即战、战之即胜的铁军。"

9:52

庆春院区肛肠外科病区门口有人喧哗，赵惠英护士长过去一看，原来是一名老患者的家属因未被允许进入病房而与工作人员发生了争执。赵惠英示意工作人员不要再发声，然后对家属说："看起来您很生气，能告诉我发生了什么吗？"她大概用了3分钟解释现阶段的疫情防控要求和预防患者院内感染的重要性。家属终于平静下来，将手中的水果交给赵惠英护士长，说："我就是来送点水果的，你帮我拿进去吧，给你们添麻烦了。"工作人员在身后悄悄地为她伸出大拇指。

10:02

护理部副主任邵乐文在护理人员名单上圈圈画画，隔离病区人员替换安排持续进行中。基于一线护士的工作强度及心理承受力，护理部早就制订了不同区域的人员梯队计划，定期安排人员轮换。但是，还是不停地有电话或信息进来，要求继续留守在一线。他们说："患者病情重，我们熟悉患者情况，就让我们继续多留一段时间吧！""患者们好起来了，我们能坚持，就让我们陪他们痊愈出院好不好……"对于新开病区，人员是根本，因此需要做到能岗互配，架构合理，并且还要兼顾护士家庭情况、身体素质等方方面面。对邵乐文来说，尽管这些工作已经驾轻就熟，但仍需深思熟虑。

10:25

护理部副主任何江娟与干事吴一女在讨论下一步的护理培训计划。何江娟认为，疫情当前，如何开展护理在职教育，契合实际需求，高效、规范地完成院感防控培训至关重要。于是，护理部与院感科一起,全时段、多方式、多层级对全部一线人员及梯队人员进行防护培训,并以近乎苛刻的标准完成考核,为确保医务人员"零感染"打下了坚实的基础。接下来,何江娟主要考虑的是疫情缓和后,如何总结经验,分析不足,进一步推进专业化在职培训工作。

10:40

王华芬到达之江院区,与邵乐文副主任及邵荣雅科护士长再次深入3号楼新开病区,巡查每个病区的筹备情况,排查可能存在的安全隐患。从医护人员工作区及值班室,到病区的储藏室、治疗室,再到病房内,不放过任何一个细节,就连淋浴房内的手扶杆她们也亲自去试一下是否稳固,并对卫生间里的一键报警(SOS)按钮、病床床头的呼叫铃等逐一进行排查。她们向新到岗的护士们表示慰问,一再询问有无困难。有位护士开心地说:"这里很美,我一来就爱上了。"

11:21

在医学隔离的王晓燕科护士长正在整理她的工作笔记,在驰援意大利的2周时间,她每天的日程都安排得很满。她说:"没有时间停下来记录。看到问题不去解决,我会非常难受。大家都知道我是个急性子,那些时日,我们每天早上特意吃得很饱,不吃午饭,一直坚持到下午四五点再吃饭,就是为了节约时间,让工作有延续性。很多东西我没有时间记录,现在回到国内了,我慢慢回忆慢慢记录,以后我会把我的所见所闻、所感所思与你们分享。"

11:45

新生儿科副护士长叶娟用10分钟吃完了午饭,她与2名医生、4名护士想在中午休息时间一起演练新生儿窒息复苏应急预案。虽然这是每个季度都要复习演练的预案,但是叶娟还是将每个步骤都放慢并逐一分解示范,手把手地纠正不到位的动作,把操作中可能发生的意外状况都梳理了一遍，力求做到万无一失。因为她知道，这不仅仅是一项操作，更是关乎一个新生命和一个完整家庭的保障。

11:51

午餐时间到了，黄金文护士长继续向一线护理人员的工作群发送放松训练的视频，她已经记不清这是在第几个群第几次发了。疫情发生后，一线护理人员进驻隔离病区，黄金文心理援助小组的工作就全面展开了，评估每位一线护士的心理状态，跟进心理疏导和支持，必要时请心理医生进行一对一治疗，然后再评估，再跟进。每位一线护士的睡眠、情绪情况，黄金文几乎都了如指掌。对于目前的工作，黄金文表示非常满意，她说："患者都好了，护士们的心理状态也就越来越好了，她们的情绪和睡眠都有了明显改善。"

12:00

护士长罗旭霞结束了抗"疫"一线工作后，已过14天医学隔离期，如今她重返血液科开展工作。这几天，有位新护士在经历一次抢救工作后有情绪低落和焦虑不安的表现，罗旭霞推心置腹地与她沟通，坦言自己年轻时也曾有类似的情绪，跟她分享自己是如何调整的。

13:00

在庆春院区22楼会议室，护士长会议准时召开，之江院区同步视频直播。王华芬在会议上再三强调，护理安全与质量是根本。会议指出，需要完善部分工作细则，进一步落实学科建设项目，改进继续教育管理，梳理之江新开病区工作流程。会后，卫建华科护士长匆匆赶往外科监护室，两名护理研究生在等她。她们一起再次讨论危重症护理中关于吞咽功能障碍的评估及误吸预防的文献检索事宜。

此时，邵荣雅召集之江院区的护士长们继续协商相关流程——物流系统使用、转院区流程、送手术患者流程……通过近1周时间的运行，不断优化流程，提升效应，确保患者安全，尽可能做到完整、简洁。如此精益求精、几近完美主义的精神是这些护理人的秉性和共性。

14：00

在庆春院区22号楼，院周会准时开始。会上，许国强副院长就近期疫情防控做了进一步的部署，要切实落实防控细则，各部门及护理单元安全、有序地复工复产。会后，护理部副主任章梅云的电话响起，一位一线护士的家属打来电话，这位护士的爸爸曾因为胃部不适而就医，在章梅云的陪同下完成了胃镜检查。今天，家属通过"掌上浙一"软件查到病理报告，排除肿瘤可能，于是家属特意打来电话告知并致谢。章梅云又详细了解了患者有无症状及服药情况，并向家属再三说明，如有不适，任何时间都可联系她。在章梅云的手机电话簿中，留存着所有一线护士家属的电话，她带领后勤保障小组，以全时段、全方位的服务覆盖所有一线护理家庭，主动探访、社区联动、热线联系，无论是生活物资、家庭教育、医疗服务，还是突发事件应对，她都在第一时间积极解决。

16：15

护理部副主任赵雪红和ICU医生、康复师、呼吸治疗师在查房，讨论肺移植患者的康复计划。赵雪红具有非常丰富的危重症患者康复训练的经验，但对于个体，仍有诸多特殊情况需多方考虑，都需有不尽一致的训练方案。为了确保康复训练期间患者的舒适度，赵雪红提出先让康复师把她自己放在移位机上演练一下离床坐到康复椅上的感觉。而后，他们一起讨论确定了患者能够进行康复训练的类型、强度以及终止康复训练的指征。就这样，把每一个步骤都看作是最重要的，设定目标，制订计划，稳扎稳打，循序渐进，以促进危重症患者康复。赵雪红总是说，每个患者都是独特个体，我们的治疗护理不能千篇一律，而应个体化，并且确保每一个细节到位，一丝一毫的细小疏忽都可能导致难以挽回的失败结局。

20:21

在安吉医学隔离疗养区，刘烨走在宾馆的山路上，晚樱在路灯的照射下呈现为玲珑剔透的粉彩。山风拂面，带来淡淡清香，她跳起来转了一圈，有点晕，不由自主地笑出声来。此时，2米外的马青娜突然说："哇，快抬头看。"刘烨举头望去，那漫天的繁星就在头上闪烁着，离她那么近，仿佛只要一伸手就可以摘下一颗。它们闪闪发光，如萤如火。刘烨回想自己已经很久没有清晰地看到这么多星星了。她又想起那位患者在出院时的感慨："说星星很亮的人，是因为你们没有见过这些护士的眼睛。"刘烨眼眶一热，眼泪静静地流下来。

21:05

王华芬已经在电脑前伏案疾书了近两个小时，她主持的课题"新型冠状病毒感染肺炎危重症患者临床护理研究"已完成文献检索和伦理批件，特别是"新型冠状病毒感染肺炎机械通气患者气道护理方案的临床研究"中华护理学会团体标准已撰写并投稿，接下来将继续有效实施"气道管理方案"和完善资料采集，积极推进《新冠肺炎重症患者气道护理》团体标准的达成，最终形成浙一模式，制定专家共识或指南并进行推广。王华芬说，我们在抗"疫"过程中积累了宝贵的经验，应该尽快推广出去帮助更多的人，这也是现阶段浙一护理人做的最有价值的事之一。

23:35

一辆闪烁着耀眼红灯的救护车呼啸着冲进浙大一院庆春院区,一位脑梗死患者被紧急送入抢救室。这样的紧急事件从未停止过,即使在疫情最严重的时候,医院也没有拒收过一位患者。我们知道,为医为护者,必对人民健康负责,无论是没有硝烟的一线战场,还是日夜奋战的平日临床,我们总在离患者最近的地方。我们的使命是"以卓越的医疗品质促进人类健康"。

这就是护理人的一天。

疫情检验了国家和政府的行政能力,检验了医院的综合实力,也检验了护理人的专业素养和大爱情怀。王华芬说:"抗'疫'一线人员都是当之无愧的英雄,在非一线岗位上默默奉献的护理人员也是英雄,我为这样一支齐心协力的队伍感到骄傲。"

躬身入局,挺膺负责,乃有成事之可冀! 这是浙大一院护理部的担当与气魄,是浙大一院护理人的勇气与力量,也是全国护理工作者的缩影。纵有悬崖百丈冰,也有风雨送春归。在每场关乎千千万万普通人生命健康的大小战"疫"中,护理人必将一如既往,披荆斩棘,不畏艰险,勇往直前!

战"疫"大事记

1. 2020年1月19日,浙大一院收治杭州首例新冠肺炎患者,并迅速启动应急预案。

2. 2020年1月21日,浙江省副省长成岳冲赴浙大一院调研。

3. 2020年1月21日,浙江省卫健委一级巡视员马伟杭、医政医管处处长俞新乐至浙大一院指导和协调疫情工作。

4. 2020年1月22日,浙江省省长袁家军在浙大一院召开新冠肺炎疫情防控工作座谈会。

5. 2020年1月23日,浙大一院派出的首位驰援武汉的医护人员(浙大一院综合监护室主任医师郑霞)抵达武汉,支援武汉市金银潭医院。

6. 2020年1月25日,浙江省委书记车俊、省长袁家军赴浙大一院检查新冠肺炎疫情防控工作并召开座谈会。同日,浙江省首批援鄂医疗队驰援武汉,浙大一院护理部派2名护士(刘烨、马青娜)随队出征。

7. 2020年1月26日,响应党中央"四个集中"原则的号召,启动浙大一院之江院区作为浙江省新冠肺炎重型、危重型患者集中救治定点医院。13名确诊患者转运至之江院区进行集中救治。

8. 2020年1月28日,浙大一院党委组织慰问驰援武汉一线护士刘烨、马青娜家属。

9. 2020年2月1日,浙大一院护理部派2名护士(潘向滢、苏晶晶)加入李兰娟院士、陈作兵副院长团队驰援武汉。

10. 2020年2月5日,首批7例新冠肺炎患者治愈出院,包括2例重型患者和1例妊娠期患者。

11. 2020年2月6日,浙江省省长袁家军至浙大一院了解新冠肺炎患者的集中救治情况,并做出重要指示。

12. 2020年2月8日,新冠肺炎患者成功诞下新生儿"小汤圆"。

13. 2020年2月9日,第二批12例新冠肺炎患者治愈出院,包括9

例重型患者。

14. 2020年2月11日，浙江省护理学会理事长胡斌春、秘书长王惠琴等一行到浙大一院之江院区了解新冠肺炎患者的集中救治情况，并慰问一线护理人员。

15. 2020年2月12日，第三批12例新冠肺炎患者治愈出院，包括杭州首例确诊患者和1例孕27周妊娠期患者。

16. 2020年2月13日，浙江省年龄最大的新冠肺炎患者(96岁)治愈出院。

17. 2020年2月14日，由浙大一院院长黄河带队，增派140名医护人员(其中，护理人员99名)奔赴武汉，整建制接管华中科技大学同济医学院附属协和医院肿瘤中心的一个隔离重症监护病房。

18. 2020年2月14日，浙江省副省长、公安厅厅长王双全一行赴浙大一院慰问。

19. 2020年2月16日，浙大一院新冠肺炎危重症救治团队荣获"浙江省新冠肺炎防控表现突出先进集体"称号。

20. 2020年2月17日，第五批12例新冠肺炎患者治愈出院，包括2例危重型患者。

21. 2020年2月17日，浙江省委常委、组织部部长黄建发，省卫健委党委书记、主任张平，浙大一院党委书记梁廷波，浙大一院护理部主任王华芬一行前往抗"疫"一线医护人员(刘烨、潘向滢)家中慰问。

22. 2020年2月17日，浙江省卫健委党委书记、主任张平到浙大一院之江院区调研新冠肺炎患者的集中救治情况。

23. 2020年2月18日，浙大一院发布《新冠肺炎浙江诊疗经验(精简版)》。

24. 2020年2月19日，第六批10例新冠肺炎患者治愈出院，包括4例危重型患者和4例重型患者，以及"小汤圆"的父母。同日，浙江大学党委书记任少波一行到浙大一院之江院区了解新冠肺炎疫情防控工作。

25. 2020年2月20日,杭州市副市长陈卫强一行来浙大一院之江院区调研疫情防控工作。

26. 2020年2月23日,第七批10例新冠肺炎患者出院,累计出院患者达71例。

27. 2020年2月24日,"小汤圆"出院。

28. 2020年3月1日,全球首例老年新冠肺炎患者肺移植手术完成。

29. 2020年3月4日,浙江省政协主席葛慧君一行到浙大一院庆春院区调研并召开座谈会。

30. 2020年3月5日,国家卫健委、人力资源和社会保障部、国家中医药管理局联合发文,浙大一院重症救治医疗队荣获国家表彰。

31. 2020年3月9日,第二例老年新冠肺炎患者肺移植手术成功完成。

32. 2020年3月12日,英国爱丁堡皇家医院越洋连线浙大一院求取"浙一经验"。

33. 2020年3月16日,浙大一院2例危重型患者(年龄分别为80岁和36岁)拔除ECMO顺利康复出院。

34. 2020年3月17日,浙大一院7人抗"疫"医疗专家组奔赴意大利。常务副院长裘云庆带队,感染病科科护士长王晓燕随队出征。

35. 2020年3月18日,浙大一院联合马云公益基金会、阿里巴巴公益基金会推出多语种新冠肺炎防治手册,"浙一经验"得以全球共享。

36. 2020年3月22日,第二批援鄂医疗队成员返回浙江,感染病科主管护师刘烨、重症监护室护师马青娜凯旋。

37. 2020年3月31日,浙大一院146人的援鄂医疗队载誉而归。

38. 2020年4月2日,中国赴意大利抗"疫"医疗专家组一行13人平安回国。

39. 2020年4月3日,浙江省首位驰援武汉的医护人员郑霞平安归来。

星星闪耀

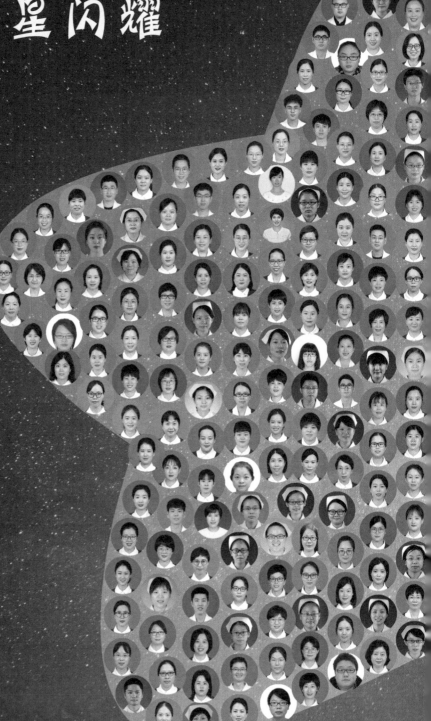

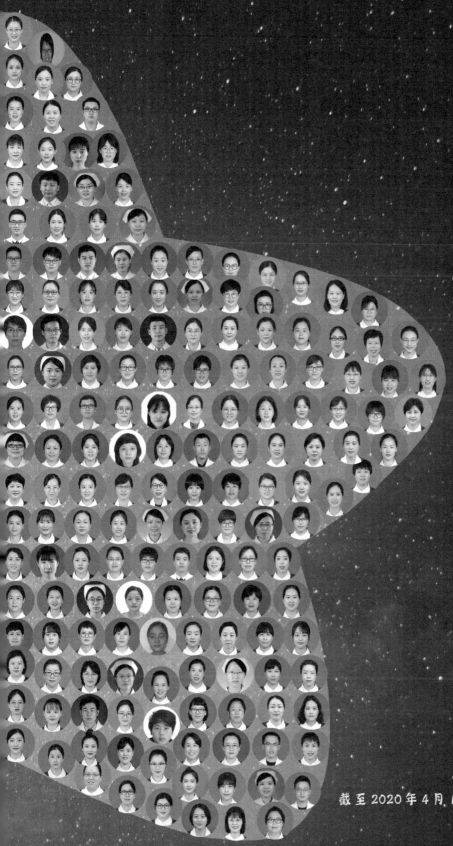

截至 2020 年 4 月 19 日

浙一护理微信公众号　　　　　更多精彩内容

图书在版编目(CIP)数据

战疫护理札记：这一路星星闪耀 / 梁廷波,王华芬主编. —
杭州：浙江大学出版社，2020.5
ISBN 978-7-308-20118-6

Ⅰ. ①战… Ⅱ. ①王… Ⅲ. ①日冕形病毒—病毒病—
肺炎—护理 Ⅳ. ①R473.56

中国版本图书馆CIP数据核字(2020)第053424号

战疫护理札记：这一路星星闪耀

梁廷波　　王华芬　　主编

策划编辑	张　鸽	
责任编辑	张　鸽　殷晓彤　张凌静　冯其华	
责任校对	殷晓彤	
封面设计	续设计	
出版发行	浙江大学出版社	
	（杭州市天目山路148号　邮政编码310007）	
	（网址：http：//www.zjupress.com）	
排　　版	杭州朝曦图文设计有限公司	
印　　刷	杭州高腾印务有限公司	
开　　本	710mm×1000mm　1/16	
印　　张	10.5	
字　　数	150千	
版印次	2020年5月第1版　2020年5月第1次印刷	
书　　号	ISBN 978-7-308-20118-6	
定　　价	68.00元	